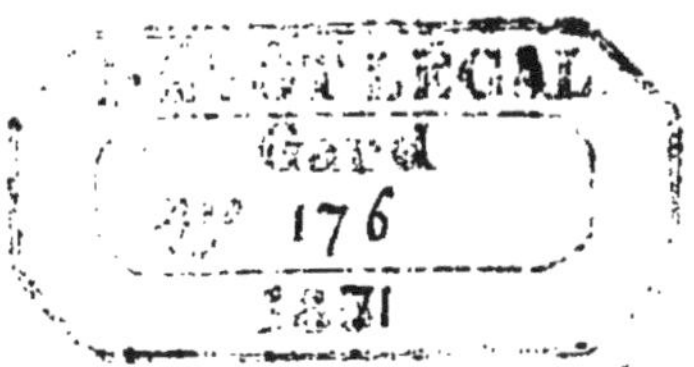

INSTRUCTIONS UTILES

AU MONDE BAIGNEUR

SUR L'USAGE

DES EAUX MINÉRALES EN GÉNÉRAL.

NIMES. — IMPRIMERIE ROGER ET LAPORTE.

INSTRUCTIONS UTILES

AU

MONDE BAIGNEUR

SUR L'USAGE

DES EAUX MINÉRALES EN GÉNÉRAL

suivies

D'UNE NOTICE SUR L'ÉTABLISSEMENT THERMAL

De CAUVALAT près le Vigan (Gard).

par

Emile VERDIER

Bachelier ès lettres et sciences, élève particulier du professeur Lallemant, docteur en médecine, ex-médecin des épidémies, chirurgien des houillères de Cavaillac, fondateur de l'établissement thermal de Cauvalat, membre correspondant de l'Académie impériale de médecine de Marseille et de la Société académique médicale de la même ville.

NIMES

IMPRIMERIE ROGER ET LAPORTE

Place Saint-Paul, 5.

1871.

27 novembre 1864.

A MON BIEN AIMÉ FILS

Benjamin VERDIER, Docteur en Médecine.

Toi dont la plume entraînante exprima de si remarquables pensées sur les Eaux Minérales, accepte mes quelques lignes.

Je ne les offre pas à la périssable et muette pierre de la sombre vallée des morts, mon âme les élève vers le sublime héritage de ta foi, de ta charité, de ton espérance; elle les pose sur tes aîles d'ange au pied du trône où tout est lumière, paix, bèatitude, harmonie.

Des demeures du Saint et du Juste, homme qui aimas l'homme, vivant disciple de Christ, tends-nous tes mains aussi bienfaisantes que pures, pour nous soutenir, nous consoler.

TON PÈRE,

Pour ton inconsolable mère, ton aimante sœur, ta méritante tante,

E. VERDIER.

RÉFLEXIONS PRATIQUES

SUR

LES EAUX MINÉRALES

AVANT-PROPOS.

Dans ma première lettre sur la physiologie, je lui disais :

Etudie la matière organique autant que te le permettra le microscope.

Admirateur de l'ouvrage, tu adoreras l'ouvrier. Aujourd'hui je lui crie :

Prie pour ceux qui t'aiment, que tu aimes, qui te pleurent, que tu attends.

Né d'une famille qui depuis deux siècles compte des médecins parmi ses membres, j'étudiai moi-même la médecine.

Elève du professeur Lallemant, le suivant avec assiduité dans sa pratique particulière et sa clinique, j'eus de nombreuses occasions d'étudier ces maux opiniâtres qui minent sourdement les organes, sans troubler leurs fonctions d'une manière relative, font vivre dans l'espérance celui qui a tout à craindre, inspirent d'incessantes craintes à ceux qui n'ont rien à redouter, soulèvent dans les âmes les plus pures, des pensées sinistres, qui les obsèdent, les désolent.

Languissants au physique, tourmentés dans leur moral, beaucoup de ces malheureux sur lesquels des praticiens habiles avaient exercé, sans résultat heureux, de nombreux agents pharmaceutiques, étaient envoyés aux eaux minérales, d'où ils revenaient fort souvent soulagés ou guéris : Ces succès me frappèrent.

Etabli dans une contrée des plus salubres, d'une richesse rare en beautés pittoresques, il me vint souvent dans la pensée qu'il y manquait un établissement de bains.

Un honorable inspecteur des prisons, un ingénieur hydrographe d'un mérite bien reconnu, parcourant la riante vallée d'Avèze disaient : « Des thermes seraient ici admirablement situés. » Ces paroles sérieusement prononcées, ne tombèrent pas en terrain stérile. Je me mis à la recherche d'une source, et bientôt, dans la gorge de Cauvalat, j'en découvris une, abondante et hydrosulfurisée. L'académie orléanienne en fit l'analyse ; la création d'un établissement fut autorisée.

Un an après, Cauvalat donna des bains. Mille baigneurs le visitèrent pendant sa deuxième saison.

Ce succès étonnant excita quelques rivalités jalouses excusables, mais surtout des jalousies sans motifs de rivalité chez des contemporains, qui, sans pitié, dans l'ombre, frappèrent sur le repos, les intérêts de l'auteur de l'œuvre humanitaire et bonne, sans calculer qu'ils portaient une atteinte grave à la prospérité du pays.

Rien ne fut épargné pour faire déserter les jeunes et bienfaisants thermes ; rien n'a été ménagé par leur fondateur pour les soutenir contre la médisance et la perfidie...... Des cures éclatantes ont eu lieu; elles sont connues, et les faits proclament que les eaux minérales n'ont pas besoin de sourdre pendant des siècles pour acquérir de puissantes propriétés.

Des Eaux minérales en général.

Filles de la nue, de la matière organique qui jonche le sol, des minéraux entraînés, dissous par la pluie, les eaux minérales s'accumulent dans des excavations profondes, ou apparaissent sous la forme de sources.

Ces productions complexes, réalisées par l'artiste sublime dans un creuset inimitable, sont toutes construites sur un même canevas, la terre est partout la terre, et la pluie, la pluie.

Si l'on ne tient compte que des noms chimiques signalés par les analyses, à quelques exceptions près, produites par les principes marins ou l'arsenic, les eaux minérales sont les mêmes, doivent avoir la même propriété, acide carbonnique, sulphydrique, azote, carbonnates, bicarbonnates, sulfates, hydrosulfates, sélicates, hydrochlorates, chaux, magnésie, potasse, soude, silice, alumine, fer, matière organique, c'est ainsi en toutes et partout.

Mais il faut pousser plus loin l'étude, regarder aux quantums pour lesquels ces composants entrent dans la constitution de la source. A ces proportions qui, devenant dominatrices, sont les jalons créateurs des classes, donnent à une eau minérale une spécialité, tout en lui laisant les facultés mères plus ou moins largement possédées par toutes les autres. C'est cette propriété spéciale qu'il faut bien connaître pour en faire, en temps et lieu, l'opportune application qui amène le succès.

Pour se rendre capable d'administrer avec fruit ces produits précieux que la nature nous donne avec prodigalité, il faut s'élever assez haut pour dominer d'un côté l'ensemble des eaux minérales, de l'autre le camp des malades.

L'on voit que les sources types s'enchainent au moyen d'une série méthodique de compositions, qui font que, sans s'en apercevoir, l'on passe des eaux sulfureuses aux alcalines, des alcalines aux ferrugineuses, des ferrugineuses aux sulfureuses et *vice versa*, au moyen d'une marche circulaire, dont les eaux marines, filles et mères de toutes les autres, sont le centre. Mon bien-aimé fils l'a parfaitement démontré.

Dans le monde des malades sont les mêmes points culminants et les courbes nuancées qui les unissent, à nous donc la faute si nous n'appliquons pas mieux le remède au mal (il est reconnu que ces modifications dans la constitution des sources influent sur leurs vertus curatives). Cette circonstance est des plus heureuses pour le malade et le médecin dont la mission est difficile à remplir : le mal est aussi varié que les physionomies, que la forme des nuages ; les sujets qu'il frappe présentent eux-mêmes des conditions aussi variables que la nature, l'intensité des causes qui sont elles-mêmes multiples et souvent combinées.

En présence d'une profession hérissée de tant de difficultés, l'homme de l'art ne saurait posséder assez d'armes pour le combat.

Les eaux minéralisées par la nature lui en fournissent un grand nombre. Elles produisent sur l'organisme les effets des principaux leviers employés par la médecine.

Avec leurs gaz, elles exercent une action sédative sur le système nerveux de la vie végétative, tandis que par leur fer, elle répare le sang artériel, de manière à faire cesser la faiblesse et l'irritabilité.

Leur souffre excitateur du système cutané, non-seulement pousse à la transpiration, mais agit comme antiparasitique.

Les alcalins dissolviant les excès de fibrine d'albumine, saponifiant les acides gras contenus dans le sang veineux, provoquent des selles épuratrices, augmentent la sécrétion urinaire.

Ce qui est digne d'être remarqué, c'est que cette médication qui stimule en même temps, du même coup, tous les appareils escrémentitiels se fait au moyen de petites doses de médicaments auxquelles beaucoup ont encore peine à croire.

Ces incrédules se convaincraient de l'héroïsme de ces doses minimes s'ils voulaient comprendre que l'analyse d'une eau minérale n'est que le squelette désarticulé, desséché d'un athlète.

La dilution des agents qui minéralisent l'eau est absolue... L'association, l'union du tout est intime, et avec intimité ce tout converge vers le même but. Dans cet ensemble, il y a, de plus, une matière organique dans laquelle la vie est l'attente qui a provoqué les doubles décompositions qui ont minéralisé l'eau..... et qui, agissant comme médiatrice, entre le médicament organo énorganique et la matière qui vit, facilite ainsi l'acte thérapeutique.

Qu'il nous soit permis de rapporter ici un exemple de la puissance de ces petites quantités.

Demandons-nous d'abord :

Que peut absorber de matière médicamenteuse dans une heure, dans un bain, un malade ?

La réponse est ici... peu de chose. Mais ajoutons que ce peu de chose peut beaucoup.

M. X..., qui est loin d'être étranger à la science, vint à Cauvalat. En sortant de son premier bain il me dit : l'on m'a donné un bain d'eau simple, elle n'avait aucune odeur.

Je lui répondis : Non, vous vous êtes baigné dans une eau très-riche en composés dont le soufre fait partie.

Cette eau n'a pas encore été torturée par la matière organique; laissez venir l'orage qui provoquera la double décomposition et vous verrez qu'elle dégagera abondamment de l'hydrogène sulfuré.

48 heures après, le recommandable baigneur se plaignait de ce que les draps de son lit avaient été lavés avec du savon noir, qu'ils sentaient mauvais. Je le priai de quitter son vêtement, de sentir son bras... Il fut très-étonné de le voir dégager une odeur hépatique très-prononcée et rendit justice à la vérité. Ce malade n'avait pris qu'un bain. Pendant quatre ou cinq jours, le phénomène continua et devint plus intense quand l'usage des eaux fut repris. C'est surtout chez les sujets qui ont la peau

grasse, huileuse, que cet acte chimique se produit; ils fournissent en plus grande abondance les agents provateurs de l'hydrosulfurisation.

Parce que les établissements thermaux sont un agréable rendez-vous pour les bien portants et les riches, il ne faut pas en conclure que les eaux minérales ne sont qu'un objet de mode; ce serait éloigner une foule d'êtres souffrants d'une médication héroïque de première nécessité dans le traitement des maladies chroniques des temps actuels.

L'époque où la lancette, les délayants tenaient le premier rang dans la médication est passée. Les tempéraments athlétiques disparaissent, les générations de nos jours moins développées, plus irritables et affaiblies, ne demandent qu'à être restaurées.

Peut-il en être autrement? L'enfant vit comme l'adulte, l'adulte comme l'homme mûr, au milieu d'une atmosphère d'habitudes spoliatrices des forces, sous le poids d'un parasitisme qui s'appesantit sur tout ce qui vit, dévoré par les peines inséparables de l'ambition et des revers, épuisé par des excès trop précoces de travail intellectuel.

Voilà les conditions qui nuisent à l'homme fait... Mais les maladies utérines qui se multiplient tous les jours, de tous les côtés, ne nuisent-elles pas à l'homme à faire; l'arbre malade ne saurait porter de beaux et de bons fruits.

Cet état de la santé générale n'a pas échappé aux observateurs sérieux. Ils ont cherché à enrichir les formulaires d'une foule de médicaments marins ou puisés parmi les minéraux héroïques. Mais les propriétés de ces agents nouveaux étaient unes, isolées ; ils ne réunissaient pas ces vertus multiples des eaux minérales qui suractivent d'emblée tous les ressorts capables d'user le mal. Ils ont vu que c'est dans le domaine de l'hydrologie médicale, peu connu, mal cultivé, qu'il fallait chercher l'agent épurateur spécifique, restaurateur, et ont réuni tous leurs efforts pour faire croître davantage sur l'arbre de la science la branche de l'hydrologie.

Ce ne sont plus seulement les lépreux et les mutilés dans les combats qui réclament les secours des eaux ; toutes les maladies qui peuvent atteindre les systèmes veineux, lymphatique, et les fluides qui les parcourent, une grande partie de celles qui troublent les systèmes nerveux, végétatif et sensitif, en un mot, tout ce qui n'est pas franchement inflammatoire ou dégénéré, trouve en elles un secours que peu de médicaments peuvent procurer.

Lorsque arrive la saison favorable à l'usage des eaux, le médecin doit se rappeler que s'il emploie les purgatifs, les ducrétiques, les vésicants, les sudorifiques, pour guérir le rhumatisme, la goutte, les scrofules, l'herpès, etc., les eaux minéralisées par la nature possèdent toutes les propriétés dont jouissent isolément tous ces médicaments. Elles rendent les selles plus abondantes et plus molles, les urines plus copieuses, activent la transpiration, font apparaître sur l'enveloppe cutanée des exhantèmes, réduisent les génies morbides les plus invétérées.

Ces aptitudes des plus puissants leviers de la thérapeutique étant réunies dans les eaux médicinales, est-il extraordinaire qu'elles accomplissent des cures dont sont souvent capables les associations bien moins parfaites, produites par les efforts de l'art.

Il ne faut donc pas s'étonner du nombre de maladies que les médecins spéciaux des thermes disent être guéries par les eaux que la nature a minéralisées.

Que chacun se mette bien dans la pensée qu'un même levain morbide donne lieu à des symptômes variés, selon l'appareil, le tissu, le sujet intéressé ; que les maux qui dévastent l'humanité diffèrent plus par leur nom et la forme, que par leur radical et leur fonds ; qu'une même eau peut faire cesser la diarrhée et la constipation, rétablir une transpiration arrêtée et mettre un terme à de trop abondantes sueurs ; ramener à leur état normal des pertes sanguines trop fortes, et faire apparaître, rétablir la menstruation. Dans tous ces cas, l'acte thérapeutique est le même ; le remède a triomphé du génie morbide, fait cesser le mal.

L'eau minérale qui a été jugée convenable, capable d'en finir avec la maladie, ne la réduit pas toujours d'une manière complète.

Quelque méthodique qu'ait été l'emploi de l'usage de l'eau, le progrès vers le bien, s'arrête ; il faut se demander, alors, si quelque vice spécial ne complique pas, n'est pas la cause première des accidents.

Les eaux acidules alcalines débarrassent bien le sang veineux des acides gras, de la fibrine, de l'albumine qui le surchargent. Mais si l'herpès est la cause alimentatrice du désordre, il faut recourir aux eaux sulfureuses qui contiennent une plus grande proportion de spécifique antitherpétique, et possèdent une quantité suffisante d'alcalins pour continuer la sponification, l'épuration.

Trop souvent ces traitements mixtes qui devraient être suivis avec ménagement et d'une manière consécutive, sont négligés, et les résultats obtenus ne sont pas tout ce que l'on aurait désiré.

Ce que je dis des eaux sulfureuses est vrai de toutes les autres eaux, et si je cite de préférence celles dont le soufre fait partie, c'est parce que c'est à elles qu'il faut avoir le plus souvent recours, le rhumatisme, le catarrhe à tout siège, beaucoup d'engorgements arthritiques et des parenchimes, des épanchements, des troubles dans le cerveau sont souvent dûs à la repercussion plus ou moins complète de l'herpès.

Eaux minérales à basse Thermalité.

Si les lois physiques,

La faculté dissolvante de l'eau, la force expansive des gaz relative à leur température, sont vraies, les lignes que nous avons écrites il y a douze ans et que nous reproduisons ici, sont une vérité. Puissent elles dissiper l'erreur dans laquelle sont beaucoup de gens étrangers à la science et ceux qui ne l'étudient pas assez !

Disons-nous ?

Les eaux minérales hautement thermales que l'on est obligé de laisser refroidir ont-elles des vertus thérapeutiques plus grandes que les eaux dont la basse thermalité nécessite une élévation de température ?

Nous pouvons répondre :

Qu'une eau qui sourd trop chaude subit, pendant le temps qu'elle met pour arriver au degré du bain, trois sortes d'altérations,

1° Chaude, affranchie de la pression souterraine, arrivée au-dehors, elle perd ses principes volatils dont l'expansibilité est relative à leur température ;

2° A mesure que sa température s'abaisse, sa faculté dissolvante diminuant, ses principes fixes se précipitent ;

3° Plus elle reste exposée au contact de l'air, plus l'oxigène décompose son hydracide et le soufre est mis en liberté.

L'eau dont la thermalité est faible, relativement à la température humaine, est beaucoup moins éprouvée.

Elle arrive vierge à la baignoire sans avoir vu le jour ; là elle est immédiatement chauffée avec une eau minérale qui peut être élevée à 80° sans subir d'altération.

Sous l'influence du calorique, la faculté dissolvante est augmentée, la dilution des minéralisants fixes est plus complète. Les gaz opèrent leur dégagement, se forment dans l'atmosphère au milieu de laquelle le malade est plongé.

Pendant la durée du bain elle est soumise à l'action de l'oxigène ; c'est la seule altération qu'elle a à supporter.

Après des faits de cette nature, laissera-t-on peser, sur les eaux thermales dites froides, l'anathème dont on les a trop longtemps accablées.

Précautions à prendre avant de commencer l'usage des eaux minérales.

Les eaux minéralisées par la nature étant un moyen curatif héroïque, capable de faire cesser les désordres les plus opiniâtres, il est évident que l'on ne saurait, sans courir chance fâcheuse, en user imprudemment.

Que les malades, qui vont soumettre leur organisme à l'acte épurateur des eaux naturelles médicinales, sachent bien que la perturbation qui en résultera, la lutte qui s'établira entre le remède et le mal, peuvent avoir des conséquences heureuses ou malheureuses.

Ce mouvement excitateur est toujours manifesté par une fièvre, qui, selon son énergie, produit les effets qui suivent :

Elle amène la résolution de certains états chroniques en donnant le degré nécessaire d'activité aux capillaires veineux et lymphatiques.

Elle peut faire manifester des maladies latentes encore inconnues, raviver des maux apaisés en donnant trop d'impulsion au sang artériel.

Il importe donc d'user de quelques précautions avant de se livrer à cette puissante médication.

Si l'on se prépare pendant quelques jours avant de prendre un purgatif qui n'intéresse immédiatement que la muqueuse digestive et ses irradiations, il est bien plus nécessaire et sage encore d'en agir ainsi, lorsque l'économie entière va être envahie par des agents, qui du même coup, simultanément, mettront en suraction tous les grands émonctoires, pour la débarrasser des levains morbides qui causent, entretiennent le mal, la dévorent.

Ces précautions ne sont pas les mêmes pour tous les sujets.

Quelles précautions doivent prendre les sujets doués d'un tempérament sanguin.

Tempéraments sanguins.

Quelque temps avant de commencer le traitement thermal, les sujets sanguins doivent suivre un régime doux, lacté, végétal, cesser l'usage des boissons excitantes, afin de diminuer la quantité et l'activité de leur sang artériel, le tempérer ; l'action des minéralisateurs de l'eau est incompatible avec l'orgasme, l'excitation, la soif, l'insomnie, la pléthore.

Le calme obtenu par cette réserve est radical, plus durable que celui qui résulterait d'une évacuation sanguine qui n'intéresse que pour un instant la quantité, sans modifier la qualité.

Nous n'entendons pas dire que les saignées ne soient pas quelquefois nécessaires chez certains sujets ; il faut les donner pour aide au régime, un tempérament tranché, des idiosyncrasies peuvent les imposer ; tout est utile en temps opportun.

Les bains tièdes, les boissons acidules, diurétiques, les lavements tempérants ne doivent pas être négligés par ces constitués forts et vigoureux,

Il leur importe d'arriver aux thermes, le ventre libre, l'état général tempéré, humecté.

Malades nerveux, irritables, faibles.

Chez les sujets sanguins, c'est l'artère qui prime le domaine nerveux; dans les tempéraments nerveux, c'est au contraire l'élément sensibilité qui a la prépondérance sur le système artériel.

Chez les malades épuisés, énervés, non-seulement il n'y a pas équilibre entre le nerf et l'artère, mais les systèmes nerveux végétatifs et sensitifs sont doués d'une plus grande irritabilité. Si les moindres secousses physiques ou morales émeuvent ces êtres irritables et faibles, les eaux minérales ne peuvent manquer de les heurter et de les mettre dans une exaltation orageuse ou dans un état de dépression difficile à exprimer. Il leur importe, à l'approche du traitement par les eaux minérales, de se mettre à l'abri de toute émotion pénible ou agréable trop vive; la distraction, un exercice modéré, sont pour eux une nécessité.

Les aliments qui sous un petit volume fortifient le système sanguin, le réparent, leur sont favorables; ceux qui disposent aux flatuosités, aux spasmes, doivent, par eux, être délaissés.

Les bains tièdes, émollients, en calmant la tension nerveuse, dépriment davantage le système artériel, relâchent, abattent ce genre de malades qui retirent au contraire les plus salutaires effets des bains gélatineux, amidonnés, aromatisés avec le tilleul, la mélisse, la feuille d'oranger.

Si l'homme fort doit éviter la pléthore, l'homme faible, au contraire, doit tout faire pour se fortifier.

Sujets lymphatiques.

Ce sont les sujets qui peuvent user le plus largement des eaux minérales ; la proportion de fluides blancs qu'ils possèdent les y autorise.

Ceux-là doivent se pénétrer de la pensée qu'ils ont besoin de stimuler un peu leur organisme pour augmenter l'activité des grandes fonctions qui incorporent le médicament, épurent, font le travail nécessaire à la cure.

Les bains aromatiques, quelques amers à l'intérieur sont utiles pour préparer ces malades au traitement minéral.

Sujets veineux.

Il est un genre de malades que l'on pourrait appeler veineux, qui ont la peau brune, huileuse, les veines grosses, flasques, souvent variqueuses, le lobule du nez gros, la face plus ou moins couperosée, souvent du pyrosis des hémorroïdes.

Avant d'aller aux eaux ils doivent s'abstenir d'aliments gras, se purger ; naturellement constipés, les eaux minérales rendent leurs selles plus dures encore et il survient une agitation qui n'est pas la fièvre balnaire franche et qui oblige souvent de suspendre le traitement.

Monde baigneur.

Le monde baigneur use-t-il de toutes ces précautions, de cette prudence ? Non. — Avant de quitter sa demeure, de partir pour les eaux, chacun se préoccupe doublement d'arrangement d'affaires, de maison, se fatigue, s'excite.

En route, le voyageur se retourne mille fois vers les lieux et les choses qu'il vient de quitter.

A peine arrivé aux thermes, fatigué par le voyage, la saison chaude, il se case, se hâte et quelques heures après on le voit, le verre à la main, à la buvette, au bain. Il n'a que tant de jours à rester, il faut qu'il les mette à profit, que l'aptitude des eaux se prête à de telles exigences, aux écarts de régime, aux abus du remède ; mais les eaux sont fidèles à leurs propriétés ; il faut que le sujet soit en conditions convenables; s'il n'en est rien, au lieu de faire le bien, elles sont négatives ou produisent le mal.

Quelles sont les Conditions dont doit tenir compte le malade pendant le traitement thermal?

Les maladies qui accablent l'humanité ayant pour cause :

Les agents avec lesquels nous avons des rapports atmosphériques, climats, saisons, humidité, sécheresse, chaleur, miasmes, etc.;

Les aliments dont nous nous repaissons au point de vue quantité, qualité, opportunité ;

L'abus ou la négligence de certaines facultés soumises à l'influence de la volonté, habitudes;

La condition des tempéraments ;

Quelques génies mobides, dartre, psore, rhumatisme, etc. ;

Le traitement thermal ne peut avoir du succès qu'autant qu'en poursuivant cette voie curatrice l'on s'isole autant que possible des influences qu'ont pû produire sur le développement du mal le climat, le régime, les habitudes, les tempéraments, les génies morbides.

Occupons-nous de chacun de ces points.

Climats.

Filles de certains climats, il est des maladies qui ne s'amendent, ne guérissent que sous des influences climatériques différentes de celles qui les ont enfantées.

L'homme nerveux qui a grandi, s'est développé sous l'influence d'un climat chaud, dont la fibre naturellement sèche a été tendue, surexcité par une insolation stimulante, peut-il guérir des maladies nerveuses, hépatiques, dont il est atteint, s'il ne s'éloigne des pays brûlants et déboisés, s'il ne s'isole des conditions mères et nourrices de son mal? S'il ne met ses yeux à l'abri de cet horizon immense, éclatant, qui fatigue la vue, trouble, sympathique le système nerveux digestif?

Que ce sujet irrité, crispé, s'en aille dans les montagnes boisées, où ruisseaux, rivières, cascades, prairies, répandent dans l'atmosphère eau divisée et vapeurs ; là il humectera sa fibre, respirera un air épuré, enrichi par les grands végétaux, qui donnera du coloris à son sang artériel carbonisé par les miasmes des marais, le sec, le brûlant des plages. Là sa vue se reposera sur des massifs de verdure qui apaiseront le système nerveux végétabilité.

L'homme lymphatique des montagnes dont le soleil visite la demeure durant quelques heures seulement pendant les beaux jours, qui travaille le plus souvent à l'ombre dans des gorges ombragées, vivant de végétaux, qui, dès les premiers jours de septembre, voit matin et soir la brume se mêler à la fumée de son toit, qui vit huit mois de l'année dans cette guangue débilitante, pourra-t-il guérir des maladies séreuses lymphatiques dont il est atteint, s'il ne va retremper sa fibre inondée, ramollie sur les plages, à l'action de cette lumière directe qui colore le feuillage, caractérise ses nervures, fait dessiner sous la peau de l'homme le trajet des vaisseaux, des muscles et des nerfs ? Cet homme apathique, froid, a besoin de la stimulation de l'atmosphère marine, de se repaître de la nourriture excitante que la mer produit en abondance ; là il prendra du ton, de l'energie, il se phosphorisera.

Les sujets sanguins sont ceux qui résistent le mieux à toutes les influences, mais il n'est pas moins vrai que l'insolation dispose aux oscillations du sang artériel que les eaux minérales produisent; il leur importe donc de ne pas s'exposer, s'exercer à l'action d'un soleil ardent, de rechercher plutôt l'ombrage sans humidité.

Mais ces êtres délicats que l'on retrouve partout, en tous climats, chez lesquels trop d'irritabilité, de faiblesse, causent les désordres, dont le moral est aussi impressionable que le physique, que la fraîcheur raidit, endolore, que la chaleur fatigue, harasse, quel climat choisiront-ils ?

Des pays tempérés, riants, où ils puissent sans danger ni fatigue, parcourir côteaux et vallées, où verdure variée dans ses teintes, contraste des effets de lumière, sites pittoresques par leur variété, reposent la vue, distraisent l'esprit, poussent à un exercice salutaire ; là, suivant les expositions des localités, ils trouveront des conditions qui peuvent s'harmoniser avec la sensibilité de leurs nerfs et de leur peau.

Il n'est pas toujours facile de trouver l'eau minérale dont on a besoin, en climat opportun; avec de l'intelligence on y supplée ; dans les pays de montagnes sont des expositions très-variées, les unes sont éclairées toute la journée par la lumière directe du soleil ; d'autres jusqu'au milieu du jour ; enfin il en est qui ne sont visitées que par le couchant.

Chaque malade doit faire ses promenades aux heures et vers les lieux qui conviennent à son mal et son tempérament et faire un exercice en plein air, compatible avec les forces dont il peut disposer.

Promenades.

Rien n'est beau comme la soirée dans les montagnes, quand le soleil décline derrière les monts. Et la promenade pendant le crépuscule durant la saison chaude est délicieuse dans les prairies, le long des cours d'eau.

Tout engage celui que la chaleur du jour, l'usage des eaux, tiennent dans un état de moiteur à s'asseoir sur un roc, sous un arbre. Seul, l'on pense; en société, l'on cause; dans les deux cas l'on s'oublie, et ce n'est que lorsque la fraîcheur humide impressionne péniblement les épaules, saisit, que l'on se dit: « *levons-nous... rentrons...* » Mais le frisson s'est irradié dans tout l'arbre nerveux sympathique, la transpiration a été diminuée ou suspendue, une partie ou toute la fonction d'un émonctoire indispensable à la cure, a été enrayée.

Les promenades vespérales sont salutaires, pourvu que l'on ne s'asseye pas en lieux frais, humides et qu'on les termine peu après le coucher du soleil. Je parle pour les malades qui suivent des traitement thermaux.

Régime.

Un mauvais régime peut faire naître la maladie dans toute les parties de l'organisme sans en execpter une; un régime est mauvais quand il est tout végétal ou tout animal..

L'alimentation est une partie du traitement qu'il importe de bien régler pendant l'usage des eaux ; et c'est précisément la condition la moins bien observée. On doit user de plus ou moins de matières végétales ou animales selon le mal.

Peu de malades suivent la marche qui leur a été tracée, l'homme de l'art n'est pas toujours là leur satellite et sa consultation muette en portefeuille y est souvent oubliée.

Tout semble fait au contraire pour pousser aux écarts de régime, tables abondamment servies, préparations culinaires attrayantes, bonne société, exemple, tout entraîne et l'on abuse de la quantité, de la qualité, de la variété.

Quantité.

Quelque bonne que soit la qualité, la quantité nuit quand elle excède la puissance digestive de l'estomac. Tout ce qu'il ne digère pas se putréfie comme dans un vase inerte sous l'influence de la chaleur humide, devient corps étranger, malfaisant, provoque des indigestions, qui ébranlent l'appareil digestif, fatiguent l'organisme.

Qualité.

L'on aurait beau régler la quantité, si la qualité n'était pas convenable, l'on n'avancerait rien. Pour faire le choix qui convient soit dans le domaine végétal, soit dans le règne animal, soit parmi les aliments qui ont pied dans l'un et dans l'autre de ces domaines, il faut bien connaître :

1° La cause et la nature de la maladie ;

2° L'état des organes de la poitrine ;

3° La condition dans laquelle se trouve l'appareil digestif.

Tous les aliments n'exigent pas de la part des poumons et de l'estomac la même proportion d'œuvre.

Les matières alimentaires imposent du travail à l'estomac... concourrent à la formation du sang... sont nutritives, réparatrices en raison de leur richesse en azote.

Les aliments qui réclament le plus de labeur de la part des poumons, concourent le plus à l'entretien de la chaleur vitale, sont ceux dans lesquels le carbone abonde, qui offrent le plus de combustible au comburant.

Ces conditions disent qu'il ne faut pas donner en trop grande abondance les aliments azotiques aux estomacs peu puissants ni ceux qui sont carbonisés aux sujets dont les poumons sont délabrés. La nature ici nous donne l'exemple de la graduation de toute son échelle; rien en ses œuvres n'est isolé, séparé ; elle nous offre dans le règne animal des éléments de nutrition qui ont la composition chimique végétale, et parmi les végétaux des produits azotisés. Tâchons de tirer un sage parti de tout.

Variété.

La variété des mets et surtout de leurs apprêts a toujours pour compagne l'abus de la quantité ! les petits ruisseaux font fleuves et rivières, mais à la variété se rattache toujours un inconvénient de plus, ce sont les divers degrés de digestibilité, les influences chimiques d'une préparation culinaire sur l'autre. Cette pâtée irrégulière, fermentescible ne saurait fournir les éléments d'un chyle réparateur; la céphalalgie, le malaise, le mauvais goût de la bouche, les rapports désagréables qui sont la suite des repas, où mets, où vins ont été variés, disent que l'économie a souffert, au lieu de se réparer.

Ce trouble, cet accomplissement incomplet, vicieux d'une des plus importantes fonctions de l'organisme constitue l'indigestion.

Indigestion.

L'estomac fatigué par la quantité, la qualité, la variété des aliments, troublé par toute autre cause ne digère pas ou digère mal, la patée alimentaire ne se transforme pas en chyme en chyle, mais en une bouillie âcre, acide, fade, qui se décompose dans l'estomac, les intestins, rend la liberté à des cellules en lieu chaud, humide et vivant.

De cette matière organique libre surgissent des infiniments petits qui, non-seulement sont réfractaires à la digestion, à l'assimilation, mais sont spoliateurs des forces, parasites.

En présence de cette matière nuisible à la vie, la nature conservatrice met en jeu tous les grands émonctoires pour expulser le poison; vomissement, selles, sueurs, s'efforcent d'en débarrasser l'organisme et s'il arrive que les appareils chargés de l'expulsion soient stupéfiés par le génie malfaisant, s'ils restent inactifs, les fièvres graves, le typhus, la suette, actes lentement critiques et des congestions lointaines sympathiques surviennent, se manifestent.

Les indigestions légères et fréquentes ne donnent pas lieu à de violentes secousses, mais elles procurent à la longue des engorgements, des épanchements dans tous les organes que les indigestions violentes ébranlent d'une manière vive ; troublant sourdement les fonctions hépatiques, elles amènent des congestions sur les poumons dont la nature n'est pas toujours bien appréciée, et des maladies de toutes les formes. Il n'est pas de cavité splanchnique, de tissu qu'elles respectent, qu'elles ne puissent intéresser.

Ce sont surtout les indigestions nocturnes qui sont le plus destructrices. Elles présentent tous les inconvénients de celles du jour, de plus elles privent de sommeil, de cet acte réparateur par excellence durant lequel tout ce qui use, fatigue l'organisme repose, où tout ce qui le délasse le répare, agit avec une double activité.

Si l'homme bien portant doit éviter l'indigestion, le malade doit être bien plus prudent encore : qu'ils sachent bien l'un et l'autre que l'aliment est le sol où paît l'arbre qui vit et se meut.

Plusieurs fois le mot de parasite est échappé à ma plume; je ne crains pas de le redire : la matière qui a vécu ne rentre jamais complétement dans le domaine inorganique ; il reste en elle un levain vivificateur dont les hautes températures ne peuvent pas la dépouiller et dont la cessation de la vie de l'individualité multiple ne la spolie pas. Dans un petit mémoire que j'eus l'honneur d'adresser à l'Académie impériale, il y a quinze ans, je citais des faits qui prouvent la puissance spoliatrice des forces dont sont capables les corpuscules qui émanent de levure de bière en putréfaction lorsqu'on les respire, et ceux qu'enfante dans le tube digestif la viande de bœuf mal digérée quand ils sont absorbés et répandus dans le torrent de la circulation.

Ne nous éloignons pas de notre but, étudions d'abord les aliments nutritifs, réparateurs, azotiques.

Viandes. — Viandes noires. — Gibier.

Ces viandes sont fortement colorées par le sang presque en entier musculaires, peu riches en graisse, par conséquent très azotiques, nutritives, réparatrices.

Les viandes noires doivent leur odeur et leur goût a des corps gras acides fixes et volatils. Pour les rendre plus tendres, plus savoureuses encore, il est d'usage de les laisser mortifier, c'est-à-dire de leur laisser subir les premières phases de la putréfaction, ce qui augmente la proportion d'acides animaux, par conséquent leur arum et leur goût.

Cette altération les rend plus réfractaires à l'acte digestif stomacal qui, ne s'opérant pas d'une manière complète, donne lieu lui-même à la formation d'une nouvelle quantité de corps gras dans le duodénum.

Si cette abondance d'acides animalisés entraîne

la diarrhée, les selles ont l'odeur caractéristique du gibier faisandé. Alors les urines contiennent peu d'acique urique ou n'en déposent pas. Mais si la constipation survient, l'on les voit bientôt faire des dépôts briquetés considérables, des douleurs se font sentir dans les parties que la goutte a occupées, et les affections herpétiques grandissent.

Si la constipation continue, urines, mucus nazal, sueur, transpiration du creux des aisselles, des plis des cuisses, tout prend cette odeur piquante que l'on appellera caprique, hercique, comme l'on voudra, mais qui est celle du gibier trop faisandé, trop mortifié ou de l'aliment proteique dont le malade s'est repu.

Ce qui précède doit engager les malades chez lesquels l'acide urique abonde à ne pas s'alimenter trop souvent avec des viandes noires, surtout à s'en abstenir pendant le traitement thermal. L'on comprend qu'il ne faut pas fournir à l'organisme, ouvrier habile les matériaux qui provoquent la formation de l'acide urique, qu'il importe de ne pas s'incorporer des corps gras neutres, quand, au moyen de l'alcalisation, l'on cherche à se débarrasser de ceux dont l'on est surchargé. L'alcalin qui saponifie, n'enlèverait pas celui dont on veut se débarrasser et celui dont on se nourrit.

Mais si les viandes noires, types des aliments nutritifs excitants ne sont pas favorables aux goutteux, aux dartreux, aux malades atteints de gravelle urique, elles sont précieuses pour bien d'autres qui ne sont pas dans les mêmes conditions.

Les sujets nerveux, irritables, faibles, qui éprouvent, quand vient l'heure du repas, à l'épigastre un sentiment de vacuité, de faiblesse, ces estomacs que les aliments fades, les viandes blanches délabrent, trouvent dans le gibier tonifiant, nutritif sous un petit volume, un aliment restaurateur. Mais ils doivent user de ces viandes sauvages pendant qu'elles sont encore fraîches, et non quand elles ont subi la décomposition putride qui contrarie la décomposition qu'elles éprouvent pendant la digestion.

Les sujets lymphatiques qui abondent en fluides blancs, atteints d'engorgements albumineux trouvent dans les viandes venues, nourries dans les forêts par les aromates, une alimentation toute musculaire qui est pour eux aliment et médicament.

Mais les tempéraments athlétiques doivent se souvenir que le gibier doit sa couleur à une abondance de sang, que, par conséquent, par sa chaleur et ses apprêts, il échauffe et pousse à l'abus de la quantité; que les eaux minérales excitent; par conséquent, que l'usage des viandes nourrissantes aromatiques par eux doit être délaissé.

Viande de Bœuf.

Le bœuf est sur la lisière des viandes noires. Il est moins nutritif qu'elles; il contient beaucoup plus de graisse.

Le filé mariné est la partie qui a le plus de rapport avec la venaison.

Tout ce que nous avons dit des viandes noires est applicable en plus petites proportions à celle du bœuf; nous ne le répèterons pas, nous dirons seulement que nous avons vu deux fois des suettes milliaires graves se manifester à la suite d'un repas composé de viande de bœuf passée : je veux dire en voie de putréfaction.

Viandes de Mouton.

Les viandes arrivées à leur maturité, quand elles ont complètement perdu les caractères du jeune âge, sont les aliments qui, à poids égal, fournissent le plus de matière nutritive réparatrice.

La chair proprement dite est un composé des matières les plus riches en azote, albumine, sang, matière colorante, nerveuse, musculine, toutes assimilables qui subissent la première phase de la décomposition digestive dans l'estomac.

Dépouillée autant que possible du suif qui lui sert de gangue, la viande de mouton, que l'on consomme habituellement sans lui faire subir un degré trop grand de mortification, est l'aliment réparateur qui convient à la majeure partie des malades des thermes. Mais il faut bien se rappeler qu'elle est, comme toutes les autres viandes, un aliment qui impose à l'estomac le premier et le plus laborieux travail de la digestion... ce qui fait un devoir d'en ménager la quantité aux estomacs phlogosés, faibles ou dégénérés. Si, au contraire, tissus et fonctions gastriques sont dans l'état normal, les apprêts simples de viande de mouton sont des aliments qui nourrissent aussi bien que le gibier et le bœuf et qui exposent moins à l'indigestion, à la formation des acides gras.

Viandes jeunes ou de lait.

Les viandes jeunes ou de lait sont un canevas qui contient les rudiments du système musculaire que l'âge, l'exercice n'ont pas encore développé, qu'une circulation artérielle active n'a pas coloré.

Elles contiennent beaucoup plus d'eau que les viandes mûres, sont tempérantes, moins nutritives; elles occupent dans l'échelle alimentaire le degré qui ramène du régime franchement azotique réparateur à celui qui est l'acte, ou végétal azotisé.

Les sujets sanguins doivent préférer ce genre d'aliment aux viandes noires, de bœuf ou de mouton, mais tout ce qui est lymphatique, bouffi, atteint de tumeurs blanches doit éviter de s'incorporer des aliments riches en matériaux que le traitement a pour but d'éliminer.

Les sujets nerveux irritables, faibles, vaporeux ne se trouvent pas réparés, restaurés par les viandes jeunes qui tournent souvent à l'aigre dans leur estomac; quoique rôties et caramelées par la flamme, elles restent fidèles à leur qualité relâchante. Aussi doit-on en sevrer autant que possible les malades qui ont des forces à recouvrer, surtout pendant l'usage des eaux qui déblayent, font des vides qu'il importe de combler. L'on ne saurait reconstituer un organisme quand il est soumis à un traitement qui élimine, si la nutrition ne compense pas la déperdition.

Volailles.

Sous le rapport des qualités alimentaires, la volaille jeune est voisine des viandes de lait, mais elle arrive bien plus vite qu'elle a sa maturité. Alors, si elle a été élevée en toute liberté, presque tout y est musculaire. Dans cette condition elle convient à la majeure partie des estomacs, surtout lorsqu'elle est rôtie.

Mais si, au lieu de vivre d'une manière naturelle, elle s'était élevée largement nourrie et séquestrée, elle se feutre de matières grasses qui, non-seulement la rendent moins nutritive, mais font naître un sentiment de satiété qui fait à son tour cesser le besoin de manger. L'estomac, le suc gastrique sont impuissants sur les corps gras neutres, mais leur présence dans l'estomac, quoiqu'ils ne soient pas réparateurs, fait taire la faim.

Je répéterai encore ici ce que j'ai dit des viandes noires et qui s'applique aussi à celle du bœuf. Il faut que les goutteux, les graveleux, les dartreux, les rhumatismeux cessent l'usage de la volaille du moment où leurs selles ainsi que leurs urines dégagent une odeur faisandée, forte, piquante.

Qu'ils sachent bien que les recrudescences de leur mal ont le plus souvent lieu à la fin de l'hiver, pendant lequel on se nourrit de mets succulents, tout en trouvant délicieux le repas et le sommeil au coin du feu.

Poisson.

Le poisson est un aliment d'autant plus réparateur qu'il contient plus d'azote. Les espèces qui ont la chair la plus ferme sont les plus nutritives.

Les sujets affaiblis, énervés trouvent dans le poisson un aliment réparateur de leur système nerveux. Ceux chez lesquels la lymphe est dominatrice doivent préférer les espèces marines qui contiennent des métalloïdes ; le poisson de mer est pour eux aliment et médicament.

Les malades sanguins feront bien d'user de préférance de ceux qui vivent dans les rivières, ils sont moins nutritifs, moins excitants.

Les goutteux, dont les urines contiennent pendant les accès de l'acide phosphorique, les graveleux phosphatiques, les goutteux, les dartreux doivent éviter de manger du maquereau, du thon, des sardines, des œufs de barbeau, du homard, des moules.

Un malade, en pleine convalescence d'une attaque de goutte qui avait duré deux mois, fait deux repas avec des sardines ; il ressent une chaleur insolite dans l'estomac, les intestins; des plaques d'urticaire apparaissent aux pommettes ; les genoux, les chevilles, les gros orteils deviennent douloureux, se gonflent... rechûte.

M. aimait peu le poisson ; il fait avec ses amis une partie de pêche marine; le repas est tout composé du butin des filets ; il eut une indigestion ; une urticaire générale apparaît ; elle passe à l'état de dartre furfurace arrondie ; cette dernière affection a été opiniâtre.

M. était porteur d'une dartre écailleuse sèche ; il voulut malgré moi manger des huîtres peu fraîches; la dartre prit le caractère humide aigu qu'elle a longtemps conservé.

Tous les poissons qui fricottent la langue, sont ceux qui produisent le plus souvent ces tristes effets.

Œufs des Gallinacées.

L'œuf, nourrice du jeune poulet, offre à l'homme un aliment complet pour sa digestion nutritive et pulmonaire.

Principes sucrés, matières grasses ternaires respiratoires, principes albuminoïdes nutritifs, sels minéraux, rien n'y manque pour suffire à l'entretien du tout matériel, mais aucun agent n'y abonde au point de rendre cet aliment nuisible.

L'œuf convient à tous les tempéraments et si les sujets lymphatiques y trouvent une surabondance d'albumine, à côté d'elle, dans le jaune, des phosphates, des hydrochlorates alcalins, du soufre, du fer, sont là ses correctifs.

Le Lait.

Pâture unique de l'homme pendant la première phase de sa vie, le lait n'est plus tard pour lui qu'un accessoire et agréable aliment : il peut pourtant devenir encore l'élément principal de sa nutrition quand le mal et l'usure ont affaibli les appareils respiratoires et digestifs.

Le lait dont la constitution chimique a la plus grande ressemblance avec celle de l'œuf est un mélange émulsif formé par trois composés principaux.

L'un est une matière ternaire grasse, c'est le beurre, aliment respiratoire.

La deuzième est nutritive azotique, c'est le cazéum.

La troisième est une composition saline, sucrée, albumineuse qui fournit travail aux appareils chargés de la nutrition digestive et de la respiration dans les proportions compatibles avec le jeune âge.

Le lait comme l'œuf contient tout les agents nécessaires pour suffire à l'entretien, au renouvellement de tous les tissus.

Le lait dans son mélange est excessivement impressionnable; la simple perte de sa température donne lieu à la séparation de ses trois constituants. Bientôt l'aigre le torture et dans certaines circonstances l'on le voit changer de couleur par des infusoires spontanés.

Cette grande impressionnabilité fait un devoir de n'ordonner le lait qu'aux malades chez-lesquels les fluides gastriques hépatiques, pancréatiques sont dans des conditions normales. S'il y a perturbation, le lait risque de tourner à l'aigre dans leur estomac et de devenir malfaisant en changeant ainsi trop promptement de nature.

Le lait convient aux sujets sanguins, aux malades nerveux, énervés ; il est nuisible à tout ce qui est lymphatique.

Graisse, Beurre, Huile.

La graisse, le beurre, les huiles sont des produits animaux ternaires qui donnent à l'analyse les mêmes résultats que les substances végétales non azotiques.

Les corps gras neutres sont les agents de transition entre le règne animal et le règne végétal, comme, à leur tour, les aliments végétaux sont le moyen d'union du végétal avec les matières proteiques animalisées.

Les graisses, les huiles et les beurres font naître dans l'estomac surtout chez les sujets disposés aux spasmes, un sentiment trompeur de satiété qui est loin d'exprimer leur puissance nutritive réparatrice.

L'estomac est sans action sur cette nature d'aliments, ce n'est que dans le duodénum où la bile et le suc pancréatique les émulsionnent, les dissolvent, qu'ils subissent l'élaboration qui les rend propres à entrer dans le torrent de la circulation ; arrivés dans les intestins grêles, ils y sont surtout absorbés par les vaisseaux chylifères, qui, les mêlant à la lymphe, les font surtout concourir à l'augmentation des fluides blancs. Ces aliments étant franchement respiratoires ne doivent pas entrer en proportions notables dans le régime des sujets nerveux, énervés, ni de ceux chez lesquels la lymphe domine.

Ces corps gras neutres sont quelquefois en partie absorbés et transformés en acides gras par le suc du pancréas et de la bile ; cette circonstance rend leur usage nuisible aux goutteux uriques chez lesquels les acides gras ont une grande tendance à se former.

Régime végétal.

Il serait superflu d'employer de nombreuses lignes pour démontrer que les végétaux herbacés, les fruits contiennent beaucoup d'eau, nourrissent peu, tempèrent.

Ces substances n'imposent à l'estomac d'autre labeur que l'absorption du sucre libre qu'elles peuvent contenir. Cette opération terminée, elles descendent dans le duodénum, où, sous l'influence de la bile et du suc pancréatique, leur saccarificoleux continue; parvenues dans l'instestin grêle, cette opération est conclue par le suc intestinal ; là les absorbants annexes de la veine porte s'emparent de la dissolution saccarine, tandis que les absorbants chylifères enlèvent les autres parties liquides de la dissolution.

Toutes ces substances sont transportées par le sang veineux dans les poumons, où l'acte respiratoire les transforme en carbonates alcalins qui dissolvent chez les sujets sanguins les excédants d'albumine de fibrine, qui rendent le sang artériel trop énergique, et qui saponifient les acides gras qui encombrent le sang veineux des goutteux, des rhumatismeux et des dartreux.

Dans les aliments végétaux ternaires, les aliments amilacés féculents tiennent une large place; ils subissent peu d'action de la part de l'estomac; leur dissolution, leur saccarification s'opère dans le duodénum et l'intestin grêle où elle subit le même sort que celle des végétaux herbacés et des fruits.

Viennent enfin les graisses alimentaires azotiques, pois, haricots ; celles-ci imposent à l'estomac la charge :

1° D'absorber leur sucre libre ; 2° de ramollir leur principe azotique, c'est-à-dire que, parmi les substances végétales, elles sont les plus nutritives, elles sont aussi les plus difficiles à digérer.

Les malades qui ont des forces à acquérir ne doivent pas abuser du régime végétal ; les tempéraments lymphatiques feront bien de s'en abstenir autant que possible. Le chou, la rave, le radis, le navet, qui contiennent du soufre, sont les pâtures végétales qui leur sont le plus favorables, qu'ils doivent préférer. Le régime végétal est un médicament pour l'athlète, le goutteux, le rhumatisé, le dartreux. Il est nuisible aux diabétiques. On doit le ménager aux malades qui ont les poumons fatigués.

Voilà des indications générales. Il semble qu'il n'y a qu'à suivre cette marche pour arriver au but. Il en serait ainsi si sur la route ne se trouvaient des estomacs bizarres, capricieux qui obligent quelquefois à immoler la règle à l'exception.

Ces malades doivent s'observer eux-mêmes, noter d'une manière exacte les apprêts qui leur sont le plus favorables ou nuisibles, afin de s'affranchir de l'orage : indigestion qui amène l'aggravation du mal.

Vouloir imposer l'aliment réputé convenable à des sujets exceptionnels, c'est impossible ; la règle doit plier devant ces natures désordonnées : l'on vit avec ce que l'on digère et non avec ce que l'on ne peut digérer.

Boissons de Table.

Le vin est une boisson complexe, naturelle, dans laquelle l'alcool excitant, diffusible est modifié par des correctifs fixes, organiques et organoinorganiques lui donnent des propriétés momentanément fortifiantes, mais peu réparatrices.

Les vins rouges raniment le convalescent, sont l'huile fortifiante de la vieillesse, les excitateurs précieux de l'appareil électro-vivant.

Tous les sujet ne supportent pas le vin avec uniformité. Chacun ne devrait en consommer que la quantité qui lui procure le bien-être, mais cette quantité qui présente de nombreuses variétés est souvent outre-passée.

En général, le vin rouge étendu d'eau est une boisson aimée, salutaire, mais il faut la préparer avec des vins limpides, peu colorés, qui aiguisent l'appétit, tandis que les vins rudes et noirs l'émoussent.

Les malades accoutumés à l'usage du vin ne doivent pas en suspendre l'usage pendant le traitement thermal, à moins qu'il ne produise un sentiment d'ardeur dans l'estomac, les intestins et la face, de l'excitation dans les organes malades et lointains.

S'il n'est pas nécessaire, en général, de suspendre l'usage du vin durant la médication thermale, l'on peut aussi se dispenser de les commencer, à moins que des eaux potables mal supportées par le malade n'imposent la nécessité de les viner, ou qu'un état de faiblesse accidentel de l'estomac n'oblige à recourir à ce tonique, à ce corroborant.

Les vins blancs secs, les vins gazeux, sont moins toniques que les vins rouges. Les uns et les autres sont doués de vertus diurétiques qui font un devoir d'en interdire l'usage à tous les malades qui urinent avec difficulté : une sécrétion surabondante d'urine est un supplice pour celui qui est porteur d'obstacles matériels dans le parcours du canal.

D'un autre côté, pressant, augmentant la sécrétion des urines, les vins blancs les rendent plus âcres, brûlantes, impérieuses ; dans ces conditions elles procurent un ténesme vésical qui provoque à son tour dans un appareil important et voisin des évacuations destructrices qu'il n'est pas toujours facile de supprimer.

Les vins quels qu'ils soient sont des aliments essentiellement respiratoires qui se transforment en carbonates alcalins, pris avec produisent les vins blancsdans l'appareil, en interdit l'usage aux diabétiques, aux catharreux vésicaux, aux sujets qui ont malades les organes générateurs.

Mais d'un autre côté essentiellement respiratoires, se transformant en carbonates alcalins, ils peuvent être utiles aux goutteux uriques, aux dartreux, aux rhumatismeux, aux malades atteints d'engorgements.

Toutes les fois qu'ils n'en usent qu'en quantité compatible avec leur puissance respiratoire, mais s'ils en prennent dans des proportions telles que l'acte respirateur ne puisse pas transformer en acide carbonique tout le carbone amené par le sang veineux, ce liquide se carbonise, relâche les parois des veines et de leurs capillaires, les encombre ; au lieu de modifier le mal, l'usage du vin ne fait que l'aggraver.

Tout ce que je dis des vins blancs ou mousseux s'applique à une foule de boissons qui ne peuvent figurer dans le régime des malades qu'en présence d'impérieuses exceptions.

Habitudes.

L'habitude est une deuxième nature, c'est un dicton de tous les pays, qu'aucun philosophe, aucun physiologiste n'oserait contester.

Une longue habitude est un vieux pli, que l'on ne peut effacer sans rupture ; biaiser, oindre, modifier, sont les moyens dont il faut user contre les vieux travers. Rien n'est plus varié, plus nombreux que l'habitude ; rien n'est plus impérieux que la chose habituée. Si M. X. ne parcourait pas tous les matins à la même heure, le même côté, la même longueur du même chemin, il éprouverait un vide désespérant toute la journée ; un autre depuis vingt ans se rend à la même heure, à la même table du même café pour prendre sa demi-tasse ; quand le poste n'est pas libre, il attend.

Si de telles habitudes, qui semblent sans importance, dominent ainsi les sujets qui les ont subies, quelle puissance ne doivent pas avoir celles qui intéressent les grandes fonctions qui se rattachent aux phénomènes les plus sérieux de la vie.

Donnons un coup d'œil aux plus importantes, aux plus répandues.

Café.

On appelle café un lieu où l'on consomme une foule de boissons dont on pourrait se passer et dont l'abus, l'usage régulier nuit à la santé.

L'habitude d'aller au café est généralement répandue, enracinée. Les habitués des cafés abusent en général des consommations qui s'y distribuent et cet abus journalier est une des plus fréquentes causes des maladies des organes digestifs, de la goutte, de la gravelle, etc.

Cette circonstance est-elle nn motif pour sevrer brusquement le vieux habitué de cette pratique nuisible ? Non. Cette suppression instantanée priverait le physique d'une stimulation périodique devenue besoin et le moral d'une distraction indispensable ; le malaise, l'ennui seraient les suites inévitables du changement.

Mais nous dirons au malade :

Au lieu de prendre une décoction de ce café extra-brûlé, au lieu de boire une tasse de ce café noir, rude, dont l'action sur l'estomac fait sympathiquement hérisser les cheveux au sinciput, prenez une décoction légère d'un café brûlé châtain ; si vous vous l'administriez trois fois le jour, ne le prenez que deux, qu'une, ou, si la chose vous paraît préférable, chaque fois prenez-en moins, déliez peu à peu, ne rompez pas ; et surtout, si vous apercevez que vos urines dégagent une odeur franche de café, réduisez-en davantage encore l'usage, si vous ne voulez voir s'exaspérer la maladie dont vous cherchez à vous débarrasser.

Boissons alcooliques.

De toutes les liqueurs alcooliques une des plus usitées est l'eau-de-vie. Ce nom, on ne ne peut plus mal à propos appliqué, pourrait faire croire à une certaine classe de gens que ce liquide a des vertus vivificatrices.

La propriété, qu'a l'alcool de préserver de la putréfaction les matières qui ont vécu, inspirerait-elle la folle pensée qu'il agit comme conservateur sur les êtres en plein exercice de la vie?

Le sentiment immédiat de force que les liqueurs alcooliques font naître dans le centre épigastre et, par suite, dans tout l'organisme, l'excitation physique et morale qu'elles produisent, pourraient faire passer pour des vérités les fausses manières de voir que je viens de signaler, si l'expérience, les faits, ne prouvaient tous les jours que cet orgasme momentané est suivi de relâchement, de faiblesse, d'un état de torpeur du système nerveux, de la vie végétative, de la contractibilité, qui ralentit la circulation veineuse, nuit ainsi à la résolution des épanchements, des engorgements, que le traitement a pour but de réaliser.

Il importe donc aux malades, qui doivent leurs souffrances à l'abus des boissons alcooliques, de se réduire d'une manière lente et progressive dans leur usage, s'ils veulent guérir leur mal ou l'amender.

Ce que j'ai dit de l'alcool consommé simple, sans parfum ni sucre, atteint toutes les liqueurs composées; dans toutes, c'est l'alcool qui joue le rôle le plus délétère. Cette circonstance n'empêche pas que certaines boissons, comme l'absinthe, ne puissent produire un deuxième mal par les résines, les huiles essentielles dont elles sont chargées : tout donne à penser que l'alcool résiste à la digestion et à la respiration, qu'il reste longtemps inaltéré dans les tissus et le sang. M. X. prend pendant huit ou dix jours des boissons alcooliques, au bout de ce temps l'œsophage se resserre en présence des boissons froides, la mastication se fait mal, et la langue qui se dévie automatiquement de côté ou d'autre est souvent mordue ; la nuit, les dents grincent, les machoires s'écartent, se resserrent brusquement, blessent la langue ; le sommeil est agité ; l'usage de l'alcool est abandonné, quinze jours d'abstinence rétablissent l'ordre — qui cesse si l'usage de l'eau-de-vie est recommencé.

Vin.

Interdire tout d'un coup l'usage du vin à qui en a fait longtemps un grand usage, serait une imprudence. L'eau rougie tempère l'ivrogne, comme la limonade celui qui jamais n'abuse d'alcool. Diminuer la ration, choisir les qualités de vin les plus légères, étendre avec une quantité d'eau relative, est la conduite à suivre ; supprimer l'usage serait faire tomber à plat le malade, le rendre impuissant pour se relever.

Alimentation.

S'il est de rigueur de suspendre l'alimentation dans les maladies aiguës, il n'en est pas de même quand le mal a grandi à la longue, peu à peu, c'est-à-dire quand il est chronique.

On trouve même des malades qui ont un appétit vorace et qu'il serait imprudent de réduire brusquement à une ration modérée.

D'un autre côté, il est des sujets acclimatés à des préparations culinaires hautement épicées, et qui seraient incapables de digérer, si on leur imposait d'emblée une alimentation fade ou peu relevée.

Dans toutes les pratiques de la vie, l'on voit qu'il faut mettre des ménagements dans la correction des abus, des excès, et nous répèterons notre pensée pour ne plus y revenir, qu'on ne redresse pas sans rupture les anciennes courbures du vieux bois. Peu à peu l'on peut réduire le gros mangeur à bien vivre avec des quantités moindres ; un peu tous les jours, par gradation, on accoutume au doux celui qui ne pouvait tolérer que l'aigre et le fort.

Sieste.

Pendant la saison des eaux, la nuit est souvent chaude, étouffée, le sommeil incomplet, agité, et puis, quand le matinal soleil arrive, au moment où le malade est envahi par un suave et impérieux sommeil, l'heure implacable du bain, de la buvette, sonne; il faut quitter le lit pour les eaux.

La première période du jour passe rapide ; buvette, bain, douche, piscine, demi-toilette, déjeuner, l'absorbent ; aussi la matinée s'écoule-t-elle toujours sans ennuis.

Tout est plus ou moins gai au lever de table ; bosquets, salons, lieux de réunion se peuplent ; bientôt des coteries se forment ; les dames s'arment d'un délicat ouvrage ; les hommes sérieux, d'un journal ; les amis du plaisir se retirent dans les salles de jeu, les cafés.

Quelques heures passent, gaies, bruyantes, mais la nature, l'affaissant soleil réclament leur tribut. La broderie tombe des doigts, le journal couvre les genoux ; au café, au billard, tout est calme, la cigarette est éteinte : l'un dort sur une chaise, l'autre sur le divan. Tout se peuple de lits qui s'emplissent pour satisfaire au sommeil de plomb, pour s'affranchir des ennuis d'une après-midi, longue, chaude, inoccupée.

Tout le monde fait la sieste, tout le monde se livre à cette bonne ou mauvaise pratique.

Qui fait bien, qui a tort? Examinons.

Sujets nerveux.

Il est des sujets nerveux que les peines physiques et morales ont énervés, chez lesquels les appareils de la sensibilité se livrent capricieusement à l'orage, parce que le sang artériel, pauvre en quantité et en qualité, ne peut leur opposer ni bride, ni frein. Ce sont les êtres irritables et faibles.

L'on sait que l'exercice d'une fonction appelle sur l'appareil mis en œuvre une proportion de sang plus grande qu'en temps de repos, pour parer à l'excès de dépense à chaque moment effectué.

La digestion est la fonction qui est la plus exigeante, importune à ce point de vue ; foie, rate, etc., vastes diverticaleux qui concourent au phénomène, réclament leur contingent.

Si le sujet est pauvre en sang, si, au moment où l'acte digestif s'opère, il se livre à des distractions, des exercices qui fixent le sang artériel sur les organes lointains, il y aura nécessairement difficulté à digérer.

Voilà les malades auxquels la sieste est salutaire; le repos permet aux forces vivificatrices de se porter sur l'estomac dans la proportion nécessaire à une digestion régulière et complète, indispensable pour les soutenir, les réparer, surtout s'ils ont la mauvaise habitude de prolonger leur veille dans la soirée.

Sujets sanguins.

Les sujets chez lesquels le sang riche, abondant peut suffire largement à l'exercice simultané de plusieurs organes, doivent éviter le sommeil, après le repas du matin, de faire la sieste.

L'estomac et, par contre coup, le cerveau, surchargés pendant cet acte que la nuit rend naturel et calme et que le soleil n'approuve pas, agité, s'encombrent; des congestions sérieuses s'ensuivent; que ces hommes s'étudient bien, ils verront qu'ils se réveillent étourdis, brisés, la tête lourde, la bouche mauvaise, surtout s'ils ont dormi sur des lits mous et échauffés; au lieu d'en agir ainsi, ces malades doivent chercher des distractions, faire de l'exercice en lieux frais et aérés.

Sujets veineux.

Si les sujets sanguins artériels ont à craindre pendant la sieste les congestions cérébrales actives, les malades qui ont le système veineux développé, variqueux, le facies couperosé, doivent redouter les surcharges cérébrales passives, produites par le sang veineux ; le sommeil en temps chaud, après un bon repas, accable, alourdit, ne repose pas.

Sujets lymphatiques.

Les sujets lymphatiques doivent bien comprendre :

1° Que la lumière directe est pour leur tempérament et leur mal le plus héroïque médicament;

2° Que, pour seconder l'effet des eaux, ils doivent faire des promenades, un exercice modéré en plein air, au beau du jour, au soleil;

3° Qu'ils se feraient le plus grand tort, s'ils passaient leurs après-midi couchés à l'obscurité à dormir.

Qu'ils comptent bien.

La matinée se passe à la buvette, au bain, au déjeûner, dans les lieux de réunion, en chambre.

Si l'après-midi est employée à la sieste, de quoi profitent-ils ? De quelques rayons du couchant ; le crépuscule et la nuit le suivent, et l'on peut dire que la journée se passe en maison demi obscure et dans une obscure maison. Nous ne croyons pas exagérer. Qu'ils s'examinent bien : ils ne reviennent jamais de leur sieste sans avoir les yeux bouffis, la face gonflée, sans être raides et pesants.

Soirées prolongées.

La nuit est pour le repos; les rayons du soleil couchant disposent à la mélancolie; avec le crépuscule naissent les pensées sérieuses, avec le soleil fuient les causes de stimulation qui nous excitent à veiller. La nuit amenant le calme et le silence laisse la végétabilité reine de l'organisme; pendant la nuit les actes affranchis des caprices de la volonté s'accomplissent avec une énergie double pour parer aux dépenses de la veille, pour renouveler, réparer.

Veiller, quand la nature engage tout à dormir, est agir avec artifice; celui qui a bien reposé quand tout reposait voit avec bonheur briller le matinal soleil dont la douce et récréative lumière charme sa vue. Celui qui a veillé, au contraire, pendant le temps du sommeil, en ouvrant ses yeux sous le poids des rayons de midi, ferme brusquement sa paupière, comme si, par cette éclatante lumière, il était accusé. Vivre de la sorte est vouloir, soi faible et fragile, ne pas marcher côte à côte avec la nature, se tirailler avec elle, forte, invariable, c'est vouloir s'énerver, s'affaiblir, s'user.

Habitudes avec lesquelles il faut rompre.

Il est des habitudes qu'il faut supprimer, qui enrayent le bon effet des eaux, surtout lorsque le mal qui réclame leur usage siége dans les organes de la digestion ou de la génération. En général, ces malades en proie à des idées tristes aiment le chez soi, l'isolement, le coin du feu, évitent les distractions, les impressions inséparables de la variété du dehors.

Quatre murs toujours à tous les points de vue les mêmes, des meubles qui gardent sans cesse à l'égard les uns des autres les mêmes rapports, un demi jour réglé aux mêmes heures, une même place dans un même fauteuil, où l'on se représente toujours la mort, ou bien sur lequel on est bouleversé par les tristes pensées, ne peuvent amener à la guérison des maladies digestives ni reproductives. Les hommes qui doivent leur mal à l'inaction physique, au travail de cabinet, etc. ; si les maladies des appareils de la nutrition et de la reproduction affaiblissent le moral, le pervertissent, de leur côté, les tristes pensées, les pensées sinistres contribuent à faire durer la faiblesse et l'irritabilité des organes dont nous avons parlé ; jamais le mouvement, les distractions ne sont plus utiles qu'au genre de malades que nous signalons ; il faut les contraindre à s'y livrer.

Résumé.

Le malade qui suit un traitement, que veut-il ? Sortir des chaînes du mal. Que doit-il faire pour y parvenir ? Les user par le régime et le médicament. Mais, s'il veut se procurer tous les agréments dont il s'est servi pour se rendre la santé mauvaise, il déraille de la voie qui doit l'amener à la fin de ses souffrances ; il faut qu'il diminue par un nouveau genre de vie les charges imposées aux agents de la médication.

L'exercice sans fatigue de tous les organes est le moyen de les tenir en jeu; l'abus détruit.

De l'eau en boisson.

En temps de calme, lorsque l'état électrique du sol n'est pas mis en jeu par les orages, l'eau minérale à la source est une, la même, constante dans ses propriétés chimiques, physiques et médicatrices.

Le monde malade, au contraire, varie à l'infini de sujet à sujet, et souvent même, selon les circonstances, le même individu présente une variabilité plus difficile à expliquer qu'à reconnaître.

Eh bien! que fait le monde qui court les thermes pour rendre applicable à son imperfection ou aux caprices de son goût un médicament parfait : il l'associe à des mitigateurs qui détruisent dans des proportions plus ou moins grandes ses vertus thérapeutiques.

Nous nous garderons bien d'employer, destruction des eaux minérales, les eaux distillées, les édulcoraux avec lesquels on les farde pour les faire tolérer à l'organe du goût. Mais il nous semble que le lait, dans cette circonstance, est inopportunément employé. A quoi sont destinés les gaz et les alcalins des eaux? Les premiers à calmer l'irritabilité de la muqueuse digestive, les autres à saponifier les acides gras, à dissoudre l'albumine, la fibrine dans l'organisme.

Où sont les gaz après le mélange avec le lait ? Ils sont perdus. Les alcalins sont saisis par le beurre, le caséum, l'albumine, et ils arrivent dans les tissus, combinés, neutralisés, impuissants, et le but de leur destination est manqué.

Tout en m'inclinant devant les hommes éclairés et consciencieux qui conseillent ces mélanges, je dois exposer mes pensées et les résultats de mes expériences.

Deux moyens amènent à la tolérance des eaux minérales. Le premier consiste à les étendre avec de l'eau de pluie dans les proportions convenables à la sensibilité de l'estomac. Le deuxième à préparer l'estomac à les tolérer.

Si l'estomac, l'intestin sont disposés à l'inflammation, je mitige et fais tenir à demeure des cataplasmes émollients à l'épigastre.

L'irritabilité, la faiblesse sont-elles cause de l'intolérance, les cataplasmes calmants aromatiques, coquelicot, camomille, les emplâtres résineux à l'estomac atteignent souvent le but.

La gastralgie est-elle l'obstacle, les embrocations avec les pommades sédatives antispasmodiques sur l'épigastre, la région sus-ombilicale, aident l'estomac à tolérer.

L'essentiel est d'arriver à donner le médicament avec ses qualités naturelles, et on ne le dénature pas quand on l'étend avec de l'eau pluviale qui n'apporte rien pour l'altérer.

Il est des estomacs que la présence du gaz sulphydrique repousse, et que l'acide carbonique picote trop ; les malades qui sont dans de telles dispositions doivent faire évaporer les gaz avant de boire l'eau.

Le degré de température de l'eau n'est pas indifférent à la tolérance; les malades doivent s'étudier à cet égard; le médecin est incapable *à priori* de le régler.

Choix de la source.

Si l'on porte un regard sur le tableau proportionnel des agents qui minéralisent les diverses sources d'une même classe, l'on est porté à croire que toutes, en présence d'un état morbide donné, produiront des effets semblables sur des séries de sujets qui paraissent à leur tour se ressembler.

Eh bien! il n'en est rien.

Les plus petites différences, je ne dis pas dans les quantités de gaz, de carbonates alcalins terreux, de fer, de soufre, que l'on considère à tort ou avec raison comme les héros de la cure, mais même dans les accessoires modiques en dose, donnent lieu à des modifications curatives que l'on ne peut expliquer, mais que le grand sympathique, pierre de touche infaillible, apprend bien.

L'électricité n'est pas la seule à avoir des multiplicateurs; chlorure de sodium, silice, strontiane, alumine, fer, soufre en petites quantités, à côté des agents minéralisateurs principaux, ne sont pas là pour rien. Excitateurs, correctifs, ils jouent un rôle dans l'acte thérapeutique que l'eau minérale provoque, et, quoique petits rouages, ils exercent leur puissance dans le métier vivant.

Le choix de la source exige donc de l'attention;

l'époque où il faut augmenter la dose de la boisson ou recourir à une autre source doit être étudiée. La direction par un homme spécial est de toute nécessité.

Franchissant toutes ces difficultés, l'on voit tous les jours aux sources thermales des baigneurs qui s'y abreuvent, prenant pour régle de conduite la manière d'agir d'un voisin, d'un inconnu auquel ils ne ressemblent ni par leur tempérament ni par leur mal ; aussi beaucoup d'entre eux, au lieu de retirer des résultats heureux de l'usage des eaux, sont contraints de les abandonner, comme si elles leur étaient nuisibles.

Que ces hommes trop peu prudents sachent bien que les minéraux combinés, dissous, dans l'eau minérale, sortent de leur état d'inertie, lorsque dans l'organisme ils sont en présence de la matière douée de la vie. Leurs anciennes combinaisons se rompent, de nouvelles se réalisent; chaque atome médicament en présence de l'atome organisé constitue un électrique appareil. Un pareil mouvement ne peut se passer dans le domaine de la végétabilité sans produire une commotion qui demande surveillance ; les accidents produits par les eaux pendant la cure, ceux qui ont lieu secondairement devraient faire comprendre que les eaux minérales ne sont pas plus des jouets que les contenus des bocaux de pharmacie.

Quantité de boisson à prendre.

Il ne convient pas de commencer l'usage des eaux immédiatement après l'arrivée aux thermes ; il faut laisser apaiser l'agitation produite par les préparatifs pour le départ, le voyage et l'installation.

Le calme obtenu, la boisson sera commencée par des doses modérées que l'on accroîtra d'une manière lente, progressive, tant que l'eau minérale sera bien supportée ; mais du moment où elle fatiguera l'estomac, il faudra redescendre à la dernière dose tolérée, et plus bas encore, si la muqueuse stomacale a été surexcitée

Le temps le plus convenable avant la boisson est une heure avant le repas, quand l'estomac ne contient aucun aliment : Prendre l'eau par demi-verres, à des intervalles relativement convenables, vaut beaucoup mieux que d'en boire successivement plusieurs verrées ; l'estomac sain, à plus forte raison celui qui est malade, n'aiment pas ces bravades.

L'acide carbonique, sulphydrique, qui calment l'irritabilité morbide végétative en trop grande quantité de ces gaz, peut stupéfier les tissus, occasionner des gonflements incommodes du météorisme, enrayer l'absorption des principes fixes. Vouloir imposer aux appareils affranchis de la puissance de la volonté des caprices volontaires, c'est marcher à recul, en aveugles ; les organes ne font que le possible, la violence ne les amène à rien.

Température de l'eau.

Il n'est pas indifférent pour le malade de boire les eaux à quelque température que ce soit.

Les membranes muqueuses et la peau ne différent que par la condition d'être, l'une à l'abri du contact de l'air, l'autre d'y être continuellement exposée.

Quelle que soit la région de la peau que l'on plonge dans l'eau chaude, un évènement physiologique complexe s'accomplit.

1° Une plus grande quantité de sang artériel afflue ; la rougeur survient ;

2° Les veines ne peuvent suffire au déblai, s'engouent ; le volume de la partie plongée dans le liquide chaud augmente.

Les membranes muqueuses sous l'influence de la chaleur humide subissent les mêmes lois que la peau : fluxion active, dilatation, engorgement.

La boisson des eaux minérales à une température élevée ne saurait convenir, être favorable aux malades dont la muqueuse gastro-intestinale est disposée à la phlegmasie, ni à ceux qui ont la face envahie par la dilatation des capillaires veineux qui constitue la couperose, conséquence d'un état analogue, semblable, qui existe dans les capillaires veineux de l'estomac.

La température qui est la plus favorable à ces deux ordres de malades est celle des eaux à basse température thermale, 15° ; l'expérience prouve tous les jours que ce que nous écrivons est une vérité.

Une température plus élevée est nécessaire à certains malades.

Ceux qui manquent de sang artériel, sont faibles et énervés, ont besoin que l'eau minérale, par sa température, appelle sur la muqueuse gastrique une plus grande quantité de sang artériel pour aider l'acide carbonique, expulsé en grande partie par la chaleur, à contenir le système nerveux, faciliter la tolérance, la digestion.

Les eaux de 20° à peu près conviennent aux malades chez lesquels il existe beaucoup de sympathie entre l'estomac et leur poitrine malade; les eaux froides les impressionnent péniblement.

Tout ce qui a habituellement la bouche grasse, pâteuse, la nausée facile à provoquer se trouvera bien des eaux à basse thermalité.

Gaz acide carbonique et sulfhydrique.

Les gaz acide carbonique et sulfhydrique ouvrent la scène médicatrice accomplie par les eaux. Ils agissent comme régulateurs de la sensibilité végétative de l'appareil digestif, par suite, sur le plexus solaire, enfin sur les organes thoraciques, cérébraux, etc.

Si leur présence dans l'estomac donne lieu à un sentiment de bien-être, il faut mettre à profit ces agents fugaces volatils; mais s'ils procurent du pyrosis ou s'ils l'augmentent quand il existe, il convient de les laisser dégager avant de prendre l'eau. Dans ces cas, les acides fournis par l'estomac agissent assez sur les bicarbonates pour leur faire dégager l'acide carbonique nécessaire à la sédation que réclame l'absorption des principes fixes.

Lorsque les gaz produisent le vertige, ils intéressent trop vivement la circulation; il faut les laisser évaporer; l'on tiendra la même conduite s'ils hyposténisent la tunique musculaire gastro-intestinale, s'ils amènent le météorisme.

Le bain.

Le bain consiste à mettre la majeure partie de l'enveloppe cutanée pendant un temps plus ou moins long en contact avec une eau simple ou médicamenteuse. C'est le moyen le plus puissant pour introduire dans l'organisme les agents thérapeutiques, lorsque l'estomac ne peut les tolérer.

Surface cutanée.

A la surface cutanée, champ vaste d'action, s'ouvrent, agissent deux ordres de vaisseaux ; les uns rejettent au dehors des matériaux excrémenteux, impropres à la vie, les autres puisent dans le milieu qui les touche des éléments qu'ils introduisent dans l'organisme ; l'ordre cutané résulte du jeu normal de ces deux fonctions.

Le froid.

L'impression du froid sur la peau y ralentit la circulation artérielle, la pâlit, la diminue de volume, crispe les bouches exhalantes, suspend leurs fonctions, refoule vers le centre les fluides (transpiration, sueur) destinés à se répandre dans le milieu.

La chaleur.

La chaleur, au contraire, appelle, attire sur la peau une plus grande quantité de sang artériel, la rougit, augmente son épaisseur, son volume, active l'exhalation cutanée, polarise le mouvement sur le système qui exhale, diminue la puissance de celui qui est chargé d'absorber.

D'après ce qui précède, l'on voit que l'exhalation, l'absorption cutanée étant indispensables au bien-être, à l'équilibre, le bain préférable est celui qui laisse aux vaisseaux absorbants et exhalants toute leur liberté, qui est celui qui n'imprime à la peau ni sentiment de froid ni sentiment de chaleur capable de l'impressionner.

Conditions dans lesquelles le malade doit arriver au bain.

Il importe que le malade arrive au bain l'estomac libre, le corps et l'esprit dans un état de calme. Il doit y observer le repos, livrer son organisme à son système absorbant et à l'eau.

Celui qui, venant de prendre un purgatif, se livre aux distractions, à l'exercice, est moins évacué qu'un malade qui se sera tenu paisible et chaud.

Température des bains.

Le bain froid, le bain tiède, le bain chaud, sont utiles en temps opportuns. Les conditions de tempérament et du mal doivent servir de règle pour leur choix. L'alternative du bain froid et du bain chaud, celle du chaud et du tiède, les bains progressivement croissant ou décroissant en température, ont aussi leur utilité.

Bain tiède.

Lorsque l'estomac supporte avec difficulté une petite quantité d'eau minérale, lorsque l'absorption par la voie digestive ne peut être qu'un aide faible ou insignifiant pour le traitement, il faut donner la préférence au bain tiède, qui est celui que le malade peut supporter le plus longtemps, et qui facilite le mieux l'absorption par les vaisseaux de la surface cutanée.

Le mot tiède est vague, n'indique que d'une manière générale la condition. Ce que l'on appelle tiède varie de plusieurs degrés d'un sujet à un autre; la température dont je veux parler est celle qui n'impressionne ni en chaud ni en froid les nerfs de la peau. Ce degré n'est pas le même pour tous. C'est au malade à le régler, et, quand il le connaît bien, il doit toujours y ramener l'eau minérale avant de s'y plonger. Il vaut mieux qu'il trouve le bien-être en y arrivant, que du chaud ou du froid, qui surprend, agite, nécessite des manœuvres pour tout harmoniser.

Bain froid.

Celui qui a besoin de saturer son organisme des principes minéralisateurs de l'eau ne doit pas user de bains qui impriment au corps une sensation de froid.

L'emprunt de calorique fait par l'eau à la surface cutanée crispe les bouches des absorbants, enraie leurs fonctions, et puis, comme il est impossible de rester longtemps immobile dans un bain à basse température et même dans une piscine où le mouvement est possible, à moins que l'opération n'ait lieu au soleil, le malade subit l'épreuve et ne recueille aucun fruit pour son traitement radical.

Le bain froid, pendant la durée du traitement, peut être utile de temps à autre, pris de courte durée, et suivi de l'exercice au soleil, ou du séjour dans un lit chaud pour déterminer un mouvement excentrique par la voie de la réaction, lorsque le traitement ne produit pas avec assez de puissance l'impulsion vers la peau, quand il ne commotionne pas assez les parenchymes malades pour résoudre les engorgements dont ils peuvent être atteints, pour produire des coups capables de stimuler l'acte résolution.

Bains chauds.

Le bain dont la température est supérieure à celle du corps est déclaré chaud.

Le bain chaud communique au corps une partie de son calorique, active le mouvement circulatoire artériel, dilate les fluides en circulation, engoue, relâche le système veineux, fait languir l'absorption, et puis ce genre de bains ne peuvent être ni trop longs, ni trop souvent répétés.

Il ne faut donc pas compter sur eux pour produire une médication profonde, pour diriger le remède contre un vice morbide invétéré, à moins qu'on ne veuille réaliser la guérison par la voie seule de la sueur, ce qui est loin d'être opportun ; chaque émonctoire doit opérer sa part d'épuration. Ce n'est qu'à cette condition que la cure peut être parfaitement réalisée.

Celui qui se soumet à l'action du bain chaud doit avoir dans sa baignoire un cilinoce plein d'eau plus chaude encore contre lequel il s'appuie les pieds. Il ne doit pas négliger d'avoir sur la tête une coiffure réfrigérante.

Dans l'établissement que j'ai fondé j'ai recours à des casques en cuivre à double fond, remplis d'eau froide, qui pèsent moins au baigneur qu'un bonnet de gaze. Ils sont suspendus et mis à point au moyen d'une boule et d'une courroie.

Cette double précaution me préserve d'accidents.

Durée des bains.

Pour retirer d'un traitement thermal de bons résultats, il ne faut jamais prendre pour règle les effets qu'il produit sur autrui. Penser que l'on peut comme tel ou tel autre rester un temps très-long dans un bain, c'est s'exposer à se tromper.

Les vaisseaux absorbants n'ont pas chez tous les sujets la même activité ; cette faculté appropriatrice est grande chez les uns, faible chez d'autres, et, pour arriver à un bon résultat, il faut que la durée du bain soit en raison inverse de la puissance d'absorption, en raison directe de la faiblesse de cette fonction cutanée.

J'ai vu des malades qui, en dix minutes de séjour dans l'eau minérale, recueillaient les mêmes avantages que d'autres sujets qui prenaient des bains d'une heure et demie de durée.

Ce que nous venons de dire prouve que la durée des bains ne saurait être limitée ; le baigneur peut y rester tant qu'il éprouve du bien-être ; il doit en sortir du moment où il se trouve angoissé ; c'est à lui à connaître sa mesure et surtout à ne pas en dépasser la capacité, dans l'espoir d'arriver plus vite au bien ; il s'exposerait à reculer.

La peau a sa susceptibilité comme la muqueuse gastrique ; on a beau mettre la température du bain en harmonie avec celle du malade, diminuer le séjour dans l'eau, le remède reste incompatible. Il faut alors étendre l'eau minérale avec de l'eau simple, leur associer des dissolutions adoucissantes, de matières organiques, pour atténuer la crudité des sels.

Malgré ces précautions, et ces cas sont rares, il arrive que les bains ne peuvent être supportés. C'est que l'immobilité en baignoire ne peut être tolérée. Il faut alors envoyer ces malades aux piscines.

Piscines.

L'immobilité dans une baignoire facilite l'absorption des principes minéralisateurs de l'eau.

L'exercice, le mouvement dans une piscine l'atténuent.

Le phénomène est incontesté; tel malade qui ne peut rester demi-heure dans une baignoire passe deux heures dans un bassin commun ou piscine.

Les piscines sont utiles pour les caractères mobiles, impatients, qui ne peuvent compatir avec la réclusion, en cabinet resserré, dans un récipient en marbre ou métal, pour lesquels cette double prison est un supplice.

Les piscines sont indispensables aux maladies qui nécessitent que les membres soient livrés à la gymnastique pour rétablir le jeu de leurs articulations ou raviver leur force en général.

On doit envoyer aux piscines les sujets tristes, hypocondriaques, que le séjour dans un cabinet, l'isolement rend plus sombres encore; le mouvement, les distractions des bains pris en commun les égaient, raccourcissent leurs journées, leurs moments d'ennui.

Les enfants, qu'il est impossible de tenir tranquilles dans un bain, qui ont la moitié du temps tout le tronc hors de l'eau, qui ne mettent presque pas à profit leur bain, seraient beaucoup mieux en piscine; gymmastique, longueur de temps les amèneraient à un meilleur résultat.

Douches.

Il ne faut pas compter sur la douche pour attaquer les racines du mal, réduire les génies morbides, saponifier au moyen des alcalins minéralisateurs les acides gras, dissoudre la fibrine, l'albumine qui surchargent l'organisme, causent le désordre.

La douche peut rendre sa part de services importants.

Douche chaude.

Par sa température, elle transporte la fluxion sur des régions lointaines du siége du mal.

Appliquée sur l'organe, si les tissus qui le composent sont blancs, elle les fluxionne, provoque en eux un mouvement résolutif, surtout si on la seconde par une méthodique compression.

Sa percussion vibratile met en émotion le système nerveux, provoque une action plus grande dans les phénomènes organiques superficiels et profonds qui joue un rôle important dans la résolution.

Douche froide

Au premier abord, elle impressionne péniblement l'organe, la partie qu'elle percute, diminue son volume, la refroidit. Son but est de produire le même effet résolutif que la douche chaude. Durant la première, le sang est attiré vers la surface cutanée; dans la deuxième, il est refoulé vers le centre. C'est par sa rentrée dans le torrent de la circulation que le sang attiré par la chaleur dégorge le tissu ; c'est par son retour réactionnaire qu'il produit ce résultat en revenant du centre à la surface; dans ce cas, si les tissus privés de contractilité, affaiblis, sont impuissants pour produire cette réaction, il faut la provoquer avec une aspersion chaude, des frictions ou l'exercice de la partie douchée.

Douche alternative.

Cette condition d'addition de température à la surface douchée, ou de lui en soustraire, produit une commotion des plus puissantes.

Les dispositions des malades varient à cet égard. Il en est qui préfèrent commencer par l'aspersion chaude et terminer par celle qui imprime un sentiment de froid.

Le degré de chaleur à donner aux douches chaudes ou froides doit être réglé par l'impressionnabilité des malades. A mesure qu'ils s'acclimatent, on peut distancer les températures ; mais, au début, leur degré ne doit pas être trop éloigné. Il est des malades que l'on ne saurait impunément trop brusquement ébranler.

La douche, en général, ne doit pas être portée sur la tête, chaude ou froide : elle est pour la cavité cérébrale un danger, à moins que, par une opération plus énergique qu'elle, on n'appelle la fluxion sur des surfaces vastes et éloignées.

La poitrine demande aussi quelques ménagements ; l'abdomen est doué de baucoup moins de susceptibilité.

La douche lasse, brise d'abord, puis elle fortifie.

CONTRE INDICATIONS.

> Celui qui enseignerait, dans l'exercice de la médecine, ce qu'il ne faut pas faire, serait aussi utile que celui qui enseigne ce qu'il faut pratiquer.

Les contre indications ont leurs causes les plus fréquentes chez les malades par nature, très-variables, rarement dans le moyen thérapeutique que l'électricité libre seule peut faire varier.

Les motifs principaux, les plus fréquents, de contre indications, les voici :

La phlegmasie aiguë ;

La phlegmasie chronique chez des sujets franchement sanguins ;

La présence des tissus dégénérés, hétérologues, les tubercules en fonte, la trop grande énergie du cœur ;

La grossesse chez la femme forte, vigoureuse ; la tendance aux congestions actives vers le cerveau, le poumon, l'estomac, etc., etc.

L'eau minérale n'en présente qu'une, que l'art ne peut modifier, et au triomphe de laquelle concourent et le malade et le médicament.

Lorsque le fluide électrique abandonne sa neutralité pour devenir libre, la double décomposition des matières organiques et des sels dissous dans les eaux s'opère avec une centuple activité.

Gaz acide carbonique } sont dégagés en propor-
Gaz sulfhydrique } tions exagérées.
et les sels sont bien mieux dissous.

Etudions bien les conditions :

Le médicament est plus actif.

Le malade plus impressionnable, l'atmosphère lourde, accablante, pauvre en air respirable, et, si nous suivons l'action des minéralisateurs dans la profondeur des organes, nous verrons qu'ils y produisent des commotions plus énergiques, que là aussi l'électricité sollicite les décompositions doubles plus actives, et qu'il convient de les éviter.

Diminuer la durée du bain, la quantité de boisson, suspendre même leur usage, sont, dans cette circonstance passagère, nécessité.

Enfin, et il serait presque inutile de le dire, si nous écrivions seulement pour nos collègues, la fièvre thermale, en raison de son énergie, fait un devoir de diminuer l'usage de l'eau ou de le supprimer.

QUELQUES MOTS

SUR CAUVALAT

PRÈS LE VIGAN (Gard),

Ses environs, son Etablissement thermal, ses Eaux minérales hydrosulfureuses, sodiques, calciques, ferrugineuses.

Dans une gorge des plus pittoresques, au milieu d'un pays qui réunit toutes les beautés des Pyrénées et de la Suisse, le docteur Emile Verdier découvrit, en 1840, des Eaux minérales hydrosulfurées. L'Académie royale de médecine, la Faculté de Montpellier, en firent l'analyse ; un inspecteur fut nommé par M. le Ministre de l'agriculture et du commerce ; un magnifique Etablissement a été créé.

On arrive à Cauvalat (le Vigan), de Nimes, Montpellier, Millau, en huit heures, par de belles routes, dans de bonnes voitures.

Ne parlons pas du voyageur qui vient de l'Aveyron ; il a traversé des vallées curieuses; il n'est qu'à moitié surpris par la beauté des sites des environs de Cauvalat.

Suivons avec attention l'habitant de la plaine monotone, de la brûlante plage ; il parcourt d'abord un pays aride et triste, qui se termine en une gorge encaissée par des calcaires gigantesques, dignes d'être peints, visités.

Cette forteresse naturelle des Cévennes semble avoir encore au loin ses limites, lorsqu'un sentiment de fraîcheur, de bien-être, fait comprendre que dans le climat quelque chose a changé.

L'œil ne tarde pas à expliquer la cause de cette impression agréable. Après un brusque détour, une vallée couverte de prairies s'étale à la vue ; de gracieux côteaux la dominent ; au milieu des touffes d'arbres qui donnent à cet amphithéâtre de tertres et de collines un aspect très-varié, apparaissent, comme jetés par la main du hasard, de nombreux hameaux, des villages, la coquette villa de Toumeyrolles, les créneaux restaurés d'un castel antique, et surtout une œuvre de la nature : la roche aux Eaux folles, dont la cascade pulvérulente répand au loin l'humidité, la fraîcheur.

Quelques pas encore, voyageur dont l'œil a passé rapidement sur ce ravissant paysage : porte tes regards sur la Rabasse, admire ses rochers caverneux, couverts de lierre et de mousse, les prés veloutés qu'ils soutiennent, les massifs d'arbustes qui les embellissent ; tu n'oublieras plus ce bijou pittoresque du pays.

Une route sinueuse, longeant partout rivière ou prairies, amène au Vigan.

Ici se présente un triple rideau de montagnes ; les premières, vertes, fertiles jusqu'à leur cime, abritent l'ancienne petite ville, dominent les prairies, les bois de châtaigniers qui l'entourent, la rivière qui les arrose, les baigne.

Les deuxièmes, plus hautes, couvertes de châtaigniers et de chênes, circonscrivent une vallée magnifique, où se jettent avec impétuosité les torrents des monts voisins, pour se perdre au milieu des blocs de granit et former la fontaine d'Isis.

Dans le vaporeux, au midi, au couchant, les pics calcaires d'Angeau, d'Esparou, offrent au touriste grottes à visiter, horizon marin, vue sur d'immenses et pittoresques panoramas. Au nord est le sévère mont Aigoual, qui, fier de ses 1,568 mètres au-dessus du niveau de la mer, règne sur les collines et les vallées.

Le Vigan n'est pas la fin de la course ; un omnibus annonce qu'il reste quelque chose à faire ; le transvasement des bagages donne le temps au voyageur d'apprécier la fraîcheur des fontaines du Vendomagus antique. Cela fait, la route est reprise... A peine est-on échappé aux murailles dont l'égoïsme borda l'avenue du couchant, que la vallée de l'Avèze se déploie à la vue ; le mont Tessonne, qui la termine, dit avec assurance au savant et à l'artiste que ses plateaux et son sein peuvent les intéresser.

La plume est impuissante pour peindre la variété de ce sublime paysage ; l'œil seul peut en apprécier la beauté. Homme sensible, arrête-toi sur un des ponts du village, sur les terrasses du château, de Belle-Vue, de la Bouïsse, tu ne pourras qu'admirer, rendre hommage et t'incliner.

Le murmure des eaux se fait entendre ; c'est une beauté de la nature qui, échappant à sa demeure souterraine, célèbre le moment où elle voit le jour ;

c'est la fille des torrents de la contrée, qui, après avoir fécondé de nombreuses gorges, disparaissent dans des antres profonds pour s'y réunir, donner naissance à la fontaine d'Isis, dont les eaux pures et vives répandent avec libéralité la fraîcheur dans la cité, les prairies.

Deux pas encore, le long du hameau de Rochebelle, qui voit avec bonheur arriver l'étranger, deux pas dans une aride avenue, et le voyageur est dans l'oasis des oasis du pays : il est à Cauvalat.

Homme que cet écrit aura attiré,
Qu'y trouveras-tu ?

Etablissement de Cauvalat.

Cauvalat est bâti au pied de trois verts coteaux, dominés eux-mêmes par de bien plus hautes montagnes. Il est à un mille d'une petite ville, sous-préfecture, à cent mètres de la route impériale ; des bosquets, des jardins, des prairies l'avoisinent.

Deux hôtels séparés des cuisines, des remises, bien aérés, confortablement meublés, forment les corps de logis ; les salons sont spacieux, commodes; rien n'y manque pour l'agrément des baigneurs. La table est bonne, saine; le pays abonde du nécessaire pour la varier, la bien servir.

Climat.

L'air est salubre à Cauvalat; les grands végétaux qui couvrent la contrée l'enrichissent, l'épurent;

prairies, ruisseaux, rivières, cascades, l'humectent, le tempèrent.

Les premiers jours de mai y trouvent la nature dans un état de pompe admirable : tout semble y chanter la vie. Septembre a quelques humides jours, qui font croire à la venue de l'hiver; mais il n'en est rien : la brume quitte bientôt les monts ; un été secondaire apparaît; le paysage prend des teintes artistiques, ravissantes, sur lesquelles l'œil s'oublie, se repose, pendant que le sifflet du pâtre et le murmure des cascades, amenés par un léger vent du nord, s'unissent pour ne pas laisser silencieux ce sublime pays.

Ces conditions climatériques sont des plus heureuses pour une maison de santé : le baigneur impressionnable que le froid chasse des montagnes, et qui serait encore exposé à trop de chaleur dans les villes du Midi, trouve à Cauvalat une température intermédiaire qui le met à l'abri des secousses que les irritables et les faibles doivent éviter.

Cauvalat présente des ressources immenses aux malades que fatigue le climat d'Afrique et des côtes françaises de la Méditerranée. L'air seul, les eaux pures et vives, sans aucun secours de l'art, y triomphent des accès intermittents rebelles et des vieilles dyssenteries.

A Cauvalat, sont des expositions où l'homme nerveux, énervé, peut humecter sa fibre tendue, desséchée; il en est d'autres où l'enfant lymphatique, ramolli par l'humidité ou par le débilitant régime des montagnes, peut raviver ses muscles, son système sanguin.

Excursions.

L'homme âgé, l'infirme, peuvent se promener sans fatigue, se distraire dans les jardins de Cauvalat, les prairies voisines, le hameau de Rochebelle.

Celui qui est capable de gravir les alentours de l'Etablissement jouit, au bout de quelques minutes, de la vue de plusieurs paysages qui l'engagent à revenir, à remonter.

L'homme auquel le grand exercice est facile, salutaire, peut faire des courses nombreuses, variées, en visitant les calles, précipices de Grimal, les gorges d'Arphy, la carrière d'Aulas, le Plan, Serres, Mars, Cavaillac, Lasfont, Bez, Arre, Aumessas, Avèze, le Vigan, Coularou, Tessan, d'Arboux, Mandagout; les grottes des Demoiselles, d'Anjeau, de Bez, d'Esparou, de Montéran, Sarrazin, etc,; la source de la Vis, les dérocades des calcaires de Mollières; les hauts villages, les hameaux du Minié, Salagoses, Précoustals, du Travès.

Il n'est pas un coin de ce pittoresque pays qui n'offre de l'intérêt au savant, de l'attrait au touriste. Mais si le voyageur veut jouir des beautés de la nature sublime, majestueuse, dominer d'un seul regard tous ces intéressants détails, qu'il parte dès le point du jour, suive la route neuve de la montagne. Dans les fonds seront des masses de châtaigniers séculaires, de vertes prairies, un rocailleux torrent, tous encore dans les vapeurs, dans l'ombre, tandis qu'en avant de lui, à la cime des monts, les coudriers et les hêtres seront vivement éclairés par les premiers rayons du soleil.

Chaque lacet de cette rampe longue et douce présente un aspect nouveau; le plus saisissant est la vue d'Aulas, de cette ville antique, qui se pose en barrière entre les grandes vallés et la série de gorges, qui, se resserrant de plus en plus, mènent à la cime des monts.

Arrivé au terme de ta course, voyageur, où te trouveras-tu? Sur des plateaux couverts de pelouse, émaillés de fleurs, peuplés de troupeaux, sillonnés par des ravins, des rivières poissonneuses; tu seras sur un des points les plus élevés des Cévennes, d'où l'œil, sans aucun secours, distingue les Pyrénées, les Alpes et le ruban argentin et bleuâtre qui semble les baigner, les unir; là, dans un affreux précipice, tu entendras la mugissante cascade que les hommes du pays appellent à juste titre *bramebioou* (bœuf qui brame).

Cela vu, tu reviens.....

Ton retour sera rapide : la pente, l'omnibus, ta voiture, le hâteront. A chaque instant dans les gorges profondes, déjà dans le crépuscule, de nombreux hameaux, des villages au milieu des prairies, au bord des rivières, étaleront sous tes yeux leurs toits mousseux, surchargés d'une vespérale fumée; tandis qu'au loin, sur un vaporeux d'or et de pourpre, Bréau, sur son mamelon vert, Mollières, sur ses caverneux calcaires, seront encore éclairés par le soleil couchant. Aulas t'apparaîtra sous un tout autre aspect : tout en lui se montrera digne de ton pinceau, de ta plume; tout te dira de t'arrêter.

Continuant ta route, voyageur, jette tes regards dans la pompeuse et célèbre vallée qu'elle domine, mets le temps à profit : un épais fourré va dérober l'entier pays à ta vue. Là, tu croiras tout fini ; mais, au moment où l'œil et l'esprit reposent, Avèze apparaît éclairé par de nombreux faisceaux de lumière échappée à l'incandescente gorge de l'Arre. Au milieu de ce foyer brillent les vitreaux du castel du village, qui, réfléchissant avec vigueur l'image du soleil, semblent refuser les adieux de cet astre qui va laisser tout dans l'ombre, en déclinant derrière les montagnes crénelées, sourcilleuses, qui limitent la vallée au couchant.

Encore un demi-kilomètre sous un dôme de verdure, asile du recueillement, et tu arrives à Cauvalat.

Je dois borner à ce qui précède ce que l'on peut dire sur les conditions pittoresques du pays. Je terminerai à cet égard en répétant les paroles de plusieurs hommes éminents ; l'un disait : « Suisse, Pyrénées, tout est réuni dans cette contrée » ; un autre a mille fois répété : « J'ai beaucoup voyagé ; je n'ai rien vu de plus beau que la France, et, dans cette France, rien n'est joli comme le Vigan. »

Un peintre habile ne cessait de dire : « Quel dommage que Cauvalat et ses environs soient si peu connus ! Il serait heureux qu'un grand personnage vînt le visiter. »

Occupons-nous de la partie la plus sérieuse de notre travail : parlons des Eaux minérales ; adressons-nous d'abord au monde médical.

Eaux minérales de Cauvalat.

Les Eaux minérales de Cauvalat sont hydrosulfurisées, calciques, sodiques, ferrugineuses ; leur thermalité est de 15°; elles se conservent longtemps en bouteilles, peuvent être élevées à 70° sans éprouver d'altération.

Cette opération, méthodiquement pratiquée, n'infirme en rien leurs propriétés; au contraire, tout le monde sait que la faculté dissolvante de l'eau est relative à sa température, et que la puissance des médicaments grandit comme leur divisibilité.

Effets que produisent les Eaux de Cauvalat selon le tempérament.

Un homme sanguin et fort vint prendre les Eaux de Cauvalat pour une amygdalité qu'il avait depuis peu de temps.

Je lui recommandai de bien mitiger son bain; il le prit pur. Demi-heure après, il en sortit, le corps rouge comme s'il avait la scarlatine, agité. L'amygdalité avait presque disparu.

V. P., homme robuste, ahtlétique, souffrait d'un rhumatisme depuis plusieurs années; pâle, bouffi, infiltré. Il vint à Cauvalat; guérit.

L'année suivante, ayant repris sa vigueur artérielle, il voulut, malgré mon conseil, prendre des bains; ils l'agitèrent.

M. R., doué d'une forte constitution, avait été réduit au marasme par une opiniâtre fièvre paludéenne. Les Eaux de Cauvalat lui rendirent la santé.

L'année suivante, frais et vigoureux, il voulut

faire une nouvelle cure..... impossible! Par les premiers bains, il fut surexcité.

Ce qui guérit le faible est nuisible au fort.

Il est des sujets qui semblent, selon les circonstances, jouir de tous les tempéraments.

Ce sont ceux dont les cheveux sont rouges.

Les Eaux ne provoquent pas chez eux, comme chez les tempéraments types sanguins, de grandes oscillations artérielles.

Mais, s'ils sont atteints d'herpès, chose fréquente, le simple contact de l'eau minérale procure dans les plaies des picotements exaspérants, qui les font colorer en rouge-cerise vif.

Les sujets nerveux, énervés, irritables, faibles, privés de sommeil, d'appétit, agités physiquement et au moral, ont dans les Eaux de Cauvalat un agent héroïque pour obtenir du repos nocturne, gagner du calme, de l'appétit, de l'énergie.

Tout ce qui est lymphatique puise à vue d'œil dans les Eaux de Cauvalat les éléments qui éliminent les fluides blancs, dégorgent les tissus, donnent à l'organisme force musculaire et coloris.

Les enfants, d'une manière générale, retirent de bons effets des Eaux de Cauvalat.

Les Eaux de Cauvalat blanchissent la peau des malades qui sont bruns, ont la peau huileuse, les cheveux onctueux, le système veineux développé, variqueux. Cette peau devient plus unie; les follicules, qui lui donnent un aspect granulé, s'affaissent.

S'ils sont porteurs de plaies variqueuses, les bourgeons qui les bordent diminuent de volume, deviennent plus réguliers, plus unis; la couleur violacée qui, sur une largeur plus ou moins grande, circonscrit l'ulcère, se jaspe de blanc et peu à peu disparaît; le volume des veines diminue, et les malades se trouvent plus lestes, moins appesantis.

Quelles maladies guérissent les Eaux de Cauvalat?

Maladies dartreuses.

M. M., cinquante-huit ans, bilieux, nerveux, était atteint d'une dartre universelle, qui ne lui permettait pas de fréquenter le monde. M. M. était un homme très-bien élevé; il souffrait beaucoup moralement de se voir si repoussant. Il fit un traitement sérieux à Cauvalat; il guérit.

Un garçon jardinier, très-lymphatique, âgé de dix-sept ans, traînait depuis le maillot une teigne muqueuse humide universelle.

Il vint prendre les Eaux de Cauvalat; quand il sortit de son premier bain, on trouva, au fond de la baignoire, une couche, d'un demi-pouce de hauteur, de croûtes jaunâtres ramollies. Ce malade guérit complétement.

Une femme brune et forte, de cinquante-six ans à peu près, portait depuis dix ans, sur la totalité de la joue gauche, une dartre tantôt humide, tantôt sèche, représentée par une croûte épaisse et verdâtre ; elle avait fait beaucoup de remèdes, rien ne l'avait soulagée ; elle guérit à Cauvalat.

Après les faits qui précèdent, je dois me borner à dire que les thermes dont j'entretiens mes lecteurs ont guéri les dartres de toutes les formes, dans toutes les régions où elles peuvent se manifester.

Rhumatismes nerveux, musculaires.

B. de St-G., à dix-sept ans, contracta, en chassant dans les marais, un rhumatisme qui, pendant deux ans, résista à toute sorte de moyens.

B. vint à Cauvalat dans l'état suivant : la tête inclinée en avant, le menton appuyant sur la poitrine, et les oreilles sur les épaules ; les avant-bras étaient fléchis sur les bras, les cuisses sur le bassin, les jambes sur les cuisses ; tout mouvement était impossible, la cage thoracique était immobile, le cœur palpitait avec gêne, mais avec vigueur.

Porté de la douche au bain, du bain à la douche, alternativement tous les jours, au bout d'un mois, B. fut guéri.

Un jeune garçon lymphatico-nerveux, âgé de douze ans, éprouva une maladie grave.

La tête se renversa en arrière, les oreilles reposaient sur les épaules, qui s'étaient élevées jusqu'à masquer le cou.

Les avant-bras, rigides, étaient fléchis à l'angle droit, sur les bras ; les coudes, retirés en arrière du corps, se regardaient.

Les genoux étaient accolés l'un à l'autre par le

rapprochement des cuisses ; les pieds, au contraire, s'éloignaient ; le malade ne pouvait marcher que sur leurs bords internes ou tibiaux.

Le père, homme dont la science et le dévouement sont bien connus, fit toute sorte de sacrifices pour changer la triste position de son fils. Rien ne lui réussit. Les bains à douche à palette, en un mois et demi, le lui guérirent radicalement à Cauvalat.

Rhumatismes névralgiques.

M. T.., bilieux, nerveux, âgé de soixante-trois ans, souffrait d'un lumbago, d'une névralgie sciatique depuis près d'un an ; rien ne l'avait soulagé. Il marchait tout courbé, avec peine et souffrance. Les bains et les douches de Cauvalat le guérirent.

M. A., nerveux, bilieux, soixante-six ans, avait un herpès à la lèvre supérieure. Il chercha à se débarrasser de cette incommodité. Le mal disparut ; une névralgie sciatique des plus violentes se manifesta. Elle tourmenta le malade pendant plus de huit mois.

M.. A. vint prendre les bains à Cauvalat. Il fut soulagé au bout d'une quinzaine de jours. La dartre à la lèvre reparut, la sciatique guérit.

Ce fait prouve la puissance curative des Eaux. Il n'y avait qu'une chose à faire : guérir l'herpès. M. A. a préféré garder ce préservatif naturel.

Rhumatismes séreux.

P.. de Saint-Gilles, chasseur passionné, malgré

sa constitution athlétique, contracta dans les marais un rhumatisme universel, qui dénatura son tempérament, le lymphatisa.

P., après un an au moins de souffrances, vint à Cauvalat, bouffi, pâle, infiltré, les membres inférieurs volumineux, froids, insensibles, incapables pour le mouvement.

P. guérit à Cauvalat de son mal, répara sa constitution.

F. D., de Saint-G., trente ans, tonnelier, lymphatique, sanguin, souffrait depuis quinze mois d'un rhumatisme qui l'avait perclus de tous ses membres ; il guérit à Cauvalat.

Mme D., Espagnole, nerveuse et bilieuse, avait eu dans l'enfance une maladie herpétique, que l'on guérit et que la venue de la menstruation fit reparaître ; nouveaux remèdes, nouvelle guérison. Mariage : la première couche fait de nouveau manifester l'herpès ; après l'allaitement, remède de Leroy. Menstruation, herpès, tout se supprime. Mais des coliques bilieuses surviennent bientôt ; un resserrement de poitrine, des douleurs dans ses parois, l'oppression, les palpitations, un catarrhe bronchique, les remplacent ; la marche suffoque la malade, qui a le teint cyanosé.

Cet herpès, travesti en rhumatisme, guérit à Cauvalat.

M. A., soixante-quinze ans, nerveux, maigre, sec, est atteint d'une affection rhumatismale dans les parois thoraciques, qui se porte très-souvent sur la muqueuse bronchique; les bains de Cauvalat, les douches chaudes sur la poitrine, le soulagent toujours et promptement. Il doit d'être encore en vie à cet établissement, qui lui a toujours été bienfaisant.

Rhumatismes, si l'on veut engorgement des cartilages et des os des articulations.

Je pourrais citer plusieurs faits de guérison, mais celui qui va suivre peut dispenser des autres.

Depuis plusieurs années, S. N. souffrait de vives douleurs dans l'articulation fémoro-tibiale droite; le genou se tuméfia, devint globuleux. Le restant du membre devint mince, grêle, s'affaiblit; la jambe se fléchit à angle droit sur la cuisse; la marche n'était possible qu'avec des béquilles. Bain et douche, douche et bain, diminuèrent le volume du genou, firent cesser les douleurs, et la jambe put être ramenée dans la rectitude. S. N., après une deuxième saison, a été complètement guérie, marche sans appui, ne souffre pas, et se livre aux travaux de femme de ménage.

En exposant les cures remarquables qu'ont opérées les Eaux de Cauvalat, nous n'avons pas la prétention de les dire dans toutes les circonstances toujours triomphantes; elles ont leur part de mécomptes. Mais nous pouvons assurer qu'ils sont peu nombreux quand elles sont à propos administrées.

Etat lymphatique.

Quatre sœurs ou frères sont amenés à Cauvalat.

L'aînée a onze ans, est lymphatique, vomit des glaires, les aliments, souffre pendant la digestion.

La cadette, âgée de dix ans, très-lymphatique, est depuis longtemps atteinte d'une ophthalmie chronique ; les yeux sont très-sensibles à la lumière et chassieux.

La troisième a cinq ans, est scrofuleuse ; croûtes à la tête, glandes au cou, ophthalmie chronique depuis la naissance.

Le quatrième est un garçon de quinze mois, essentiellement lymphatique, blanc comme un lis.

La lymphatisation est telle chez lui, qu'il est difficile de la distinguer de l'œdème.

Cet enfant est inaccessible à toute impression, n'exerce aucun mouvement ; la tête est volumineuse, l'œil fixe : tel est son état depuis qu'il est né.

Ces quatre enfants prirent des bains, burent les eaux : ils guérirent. Le jeune garçon sortit peu à peu de son état de torpeur, s'anima, prit de l'intelligence, acquit toutes les facultés des beaux enfants de son âge.

La veuve B., quarante ans, lymphatique, était depuis trente ans atteinte d'une ophthalmie chronique ; le prurit, le larmoiement, étaient continuels ; le moindre frottement faisait saigner les paupières. La malade ne pouvait pas se livrer au travail ; les bains de mer exaspéraient son mal. Cauvalat la guérit. C'était une maladie herpétique chez un sujet scrofuleux.

Le fils de la veuve B. était tailleur et dans la même position que sa mère. Les larmes lui troublaient la vue quand il voulait travailler, le globe de l'œil était injecté, la lumière éclatante procurait de vives douleurs. Les bains de mer ne firent ni bien ni mal. Cauvalat le guérit.

Condition malheureuse ; glandes lymphatiques au cou, qui ont suppuré ; ophthalmie chronique, opacité de la conjonctive oculaire, impossibilité de distinguer le détail des objets ; paupières rouges, gonflées ; dartres à la commissure des lèvres, qui sont grosses ; face tuméfiée.

Y..., jeune fille, prend les bains de Cauvalat : bientôt la conjonctive se déblaye, ne décompose plus les rayons lumineux. Au lieu de voir un espace irisé, dans lequel elle ne distinguait que l'ombre des corps, la malade peut apprécier les objets, leurs détails, leurs teintes ; le nez, les lèvres, la face, se dégorgent. L'état de cette jeune fille s'améliore notablement.

Des malades lymphatiques ou lymphatisés, par des causes variées, ont amélioré leur état général à Cauvalat.

Ophthalmies.

Ce que nous venons de dire démontre que les ophthalmies scrofuleuses et dartreuses guérissent promptement sous l'influence des Eaux de Cauvalat.

Catarrhes bronchiques.

M. S., bilieux, nerveux, avait une maladie dartreuse qu'il eut l'imprudence de faire disparaître.

Bientôt un catarrhe bronchique l'atteignit et prit avec rapidité des proportions effrayantes ; des accès de toux, des suffocations, arrivaient toutes les nuits ; l'expectoration était prodigieuse et purulente.

Les bains de Cauvalat firent apparaître de petits boutons à la peau, sur de grandes surfaces et par plaques ; la démangeaison était vive. Ce malade buvait au moins deux litres, par jour, d'Eau de Cauvalat. Les accès nocturnes se calmèrent, l'oppression, l'expectoration, se réduisirent à peu de chose, et l'état général s'améliora. Le malade, six mois plus tard, jouissait d'une bonne santé.

M. avait éprouvé, à soixante-quinze ans, une fièvre catarrhale, durant laquelle tous les appareils importants de l'organisme donnèrent des signes de souffrance. Les poumons furent les derniers intéressés, mais ils le furent gravement.

La convalescence traînait ; le malade avait toujours froid aux coudes, à la partie antérieure des cuisses, aux pieds, et, au moindre frisson général, la bronchite, qui durait toujours, devenait plus violente. Le malade était pâle, faible, sans appétit.

Il s'en fut de Cauvalat n'ayant plus de froid dans les lieux indiqués, fortifié et content.

De 1811 à 1840, M. éprouva dix maladies graves et reçut deux blessures.

Voici son état, lorsque, en 1863, il arriva à Cauvalat :

Amaigrissement excessif, décoloration complète, anémie, catarrhe purulent, expectoration abondante, douleurs vives dans les membres en général, plus particulièrement dans le gros orteil, insomnie, digestions difficiles, constipations ; le malade ne pouvait pas se soutenir ; les membres inférieurs étaient comme pulvérisés.

Les bains, les douches, la boisson des Eaux, produisirent de remarquables et remarqués résultats. Lorsque M. quitta l'établissement, il avait de l'appétit, digérait bien, il avait repris ses chairs, du coloris, assez de force pour marcher un quart d'heure la canne à la main. Le catarrhe bronchique n'existait plus.

Maladies diverses des organes digestifs.

États nerveux

D. a cinquante-deux ans ; il est essentiellement nerveux. Les peines morales l'avaient encore affaibli. L'appétit était médiocre, la digestion accompagnée de ventosités ; il éprouvait un sentiment de malaise à l'estomac, des tiraillements dans les chairs, des tremblements dans les yeux, des vertiges, des tressaillements quand il marchait ; il ne pouvait, depuis plus d'un an, ni dormir ni travailler.

Les bains de Cauvalat lui procurèrent le sommeil, lui donnèrent de l'appétit, fortifièrent le système nerveux, firent cesser le désordre : guérison.

Un homme de cinquante-cinq ans, nerveux, sanguin, mais fatigué surtout par les préoccupations d'esprit inséparables de sa vie modèle et dévouée, était en proie à une agitation, une faiblesse qu'il ne pouvait expliquer. Privé de sommeil, d'appétit, digérant mal, tout travail lui était impossible.

Les bains de Cauvalat lui procurèrent du repos nocturne, lui donnèrent de l'appétit, des forces ; il recouvra toute l'aptitude dont il est si largement doué. Cette récompense lui était due.

Maladies chroniques de l'estomac avec constipation.

M., ardent travailleur, homme de cabinet, observe trop rigoureusement les jeûnes, s'énerve, s'épuise. Il éprouve un continuel sentiment de faim qui lui fait craindre la défaillance, et la présence des aliments le rassasie. La digestion est pénible, douloureuse ; le sommeil, interrompu par des commotions nerveuses, violentes ; la constipation était opiniâtre.

Les bains, la boisson des eaux de Cauvalat calmèrent l'irritabilité du système nerveux en fortifiant le système sanguin. Ce malade guérit.

Une dame de quarante ans, nerveuse, bilieuse, éprouvait depuis longtemps des douleurs vagues dans les membres. Elle avait la face couperosée du pyrosis, digérait mal, était très-constipée, sombre, triste et découragée.

Les bains de Cauvalat rétablirent sa santé.

Une dame, qui avait produit et allaité une nombreuse famille, fut atteinte, pendant les derniers six mois de sa dernière grossesse, d'une névralgie faciale qui troubla sympathiquement les fonctions digestives, abîma la santé ; elle digérait mal, se sentait faible, vomissait des glaires, était constipée, frileuse, triste, découragée. Elle n'eut qu'à se féliciter de l'usage interne et externe des Eaux de Cauvalat.

Une jeune fille, depuis un an, avait l'estomac douloureux, vomissait souvent les aliments, des glaires acides ; elle dépérissait, dormait mal, était très-constipée. Elle trouva sa guérison à Cauvalat.

Maladies chroniques de l'estomac, compliquée de diarrhée.

Un petit garçon de sept ans était depuis dix-huit mois la proie d'une diarrhée abondante et opiniâtre. Ce jeune malade dépérissait, sa peau était devenue aride, terreuse ; des taches de rousseur, des papules lui couvraient la face ; il était maigre, sec, énervé.

Il prit des bains à Cauvalat, but de l'eau : l'appétit revint, les digestions se firent régulièrement, la diarrhée cessa, la peau reprit sa douceur, sa souplesse. On remarqua de l'embonpoint quand le malade quitta l'établissement.

Mme X..., nerveuse, impressionnable, se mouille en se levant de table ; des coliques se font sentir, la diarrhée survient ; malgré beaucoup de soin, le mal passe à l'état chronique ; il épuise, énerve la malade, qui devient triste et mélancolique. Des douleurs se faisaient sentir aux lombes, entre les épaules; l'appétit était faible, les forces anéanties, la marche pénible.

Les douches en arrosoir, le long de la colonne épinière, et les bains guérirent cette malade.

M., quarante-six ans, change brusquement de genre de vie, il mange meilleur et bon. Une gastralgie vient interdire d'abuser du bon et du meilleur, au risque d'éprouver des coliques terribles que terminait la diarrhée. Il souffrait ainsi depuis quatre ans ; il guérit à Cauvalat.

Je pourrais citer une foule de cas de ce genre; mais pourquoi étourdir le lecteur par des masses de faits qui tous expriment ceci : Les Eaux minérales sont des composés qui contiennent tout ce qui est capable de mettre en jeu les grands émonctoires de l'organisme pour terminer avec la maladie.

Maladies du foie.

M. E., cinquante-cinq ans, fut atteint d'une hépatite aiguë qui vint à suppuration ; l'abcès se fit jour au dehors. Ce malade fut conduit à Cauvalat par son médecin, qui ne crut pas devoir le laisser voyager sans l'assistance de l'homme de l'art, tant son état était déplorable.

M. E. prit des bains, durant lesquels, dans le bain même, une douche de température plus basse lui était donnée sur la région hépatique avec une large pomme d'arrosoir.

Il guérit parfaitement.

M. R., homme fort et robuste, est amené au plus grand degré d'amaigrissement par des fièvres intermittentes et un engorgement du foie. Jaune, brun, décharné, faible, sans appétit, constipé à l'excès, privé de sommeil, il vint à Cauvalat, où les bains, les douches ascendantes, la boisson, le guérirent; il y acquit un appétit formidable et de l'embonpoint.

Maladies de la rate.

C., après avoir essuyé une fièvre rémittente maligne, plus tard des coliques bilieuses, fut atteint, pendant deux ans, d'accès de fièvres qui abîmèrent sa constitution.

Il arriva à Cauvalat jaune olive, maigre, muqueuse buccale décolorée, peau aride, terreuse, œil triste, frileux, avec des accès de fièvre quarte terribles, rate engorgée, appétit nul, constipation.

Bains et boissons rétablirent complétement ce malade: il recouvra une parfaite santé.

F. D., trente ans, robuste, vigoureux, contracta des accès quotidiens de fièvre ; il les garda pendant six mois, durant lesquels il abusa des préparations de quinquina. D. s'infiltra, pâlit ; il était faible, frileux, triste, sans appétit ni énergie ; la rate était engorgée.

L'engorgement de la rate guérit par l'usage des bains, des douches, de la boisson des eaux de Cauvalat ; l'état général s'améliora.

Côtes françaises de la Méditerranée, Algérie, Colonies.

Nous pouvons dire avec assurance, sans crainte d'être contredit, que le climat et les Eaux de Cauvalat sont une panacée contre les fièvres intermittentes et les dyssenteries qu'enfantent les côtes françaises de la Méditerranée, l'Algérie et les Colonnies.

Maladies des organes de la génération chez la femme.

Chlorose.

Dans la chlorose, le sang est pauvre; il nourrit mal les tissus, n'aide pas leur dévelopement ; les organes faibles ne fonctionnent pas ou fonctionnent mal.

Les Eaux de Cauvalat fortifient le sang artériel. Par leur fer, par leur soufre, elles stimulent l'utérus, font avancer la menstruation, agissent sur le sang et l'organe, activent l'appétit et donnent des forces musculaires.

Elles ont guéri de très-nombreuses jeunes-filles chlorotiques.

Dysménorrhée.

Les femmes fortes, sanguines, dont la menstruation est peu abondante et douloureuse, ne doivent user ni en bains ni en boisson des Eaux de Cauvalat ; elles ne leur sont pas favorables.

Les femmes lymphatiques, celles qui sont nerveuses, trouvent, au contraire, dans les Eaux de Cauvalat, un moyen héroïque pour calmer les douleurs que leur procure la menstruation et pour l'agrandir.

Leucorrhée.

La leucorrhée cède fort souvent à l'usage des Eaux de Cauvalat et aux moyens employés pour les administrer.

Pendant que la malade est dans un bain, qui jouit des propriétés d'épurer le sang, de pousser à la transpiration, de rendre plus abondantes selles et urines, une irrigation, qui dure autant que le bain, est administrée à la malade à une température inférieure de quelques degrés à celle du bain.

Pour que le bain ne soit pas refroidi par le mélange, un filet d'eau très-chaude l'alimente incessamment.

Cet appareil n'est pas le seul. La leucorrhéique peut être traitée, à Cauvalat, ayant le corps dans un bain de vapeur pendant que l'irrigateur tiède agit à l'intérieur. L'irrigation répand au moins vingt-cinq litres. Mais elle est faite avec des tubes qui atténuent la percussion de l'eau en la divisant ou en diminuant la proportion du liquide, de manière à rendre sa puissance compatible avec la sensibilité de l'organe à humecter.

Métrorrhagie.

Si la métrorrhagie dépend d'un flux trop abondant de sang artériel sur l'utérus, si elle est active, les Eaux de Cauvalat produiront de mauvais résultats, l'aggraveront.

Les conséquences seront toutes différentes si l'orage se passe chez un sujet nerveux, lymphatique, chez les femmes qui, pendant la grossesse, ont aux membres inférieurs, aux grandes lèvres, de grosses veines noueuses et bleuâtres.

Mme X., trente-neuf ans, lymphatico-nerveuse, perdait vingt-neuf jours du mois sur trente, et cela depuis qu'elle avait commencé de venir grande fille ; elle avait bon appétit, digérait bien, se soutenait.

Elle vint à Cauvalat; position que position, elle se met à l'eau et continue; la perte s'arrêta au quinzième bain, elle eut quinze jours de répit. Elle poursuivit son traitement et arriva à avoir des intervalles de vingt jours.

Une dame lymphatico-nerveuse, née d'une mère qui mourut d'une maladie utérine grave, eut ellemême l'utérus très-malade et suivit de sérieux traitements. Elle perdit ses forces, ses couleurs, l'appétit, le sommeil; un continuel écoulement de sang la minait.

On l'envoya à Cauvalat accompagnée d'un garde-malade; elle arriva dans sa famille dans un état désespéré. Nul ne croyait de la voir guérir.

Après quelques jours de repos, on la transporte à l'Etablissement. C'était un cadavre qui avait toutes les peines du monde à faire vingt pas pour arriver au bain.

On l'y mit, l'y laissa une demi-heure. Elle dit, en

sortant, qu'elle y avait trouvé du repos, qui l'avait délassée.

Au bout de huit jours l'appétit se réveille; elle prit des forces. Un peu plus tard elle put faire un kilomètre à pied. L'hémorrhagie avait diminué.

Elle vint loger dans l'Etablissement, où le traitement se compliqua.

Une irrigation d'Eau minérale, aiguisée avec un quart en volume de décoction d'écorce de chêne, fut administrée dans le bain, pris dans la matinée.

Tous les deux jours, une douche à pompe armée d'une pomme d'arrosoir était, avec ménagement, distribuée sur les lombes, le pli des aines, qui était douloureux, les cuisses, les genoux, les pieds.

Les progrès vers le bien marchèrent à pas de géant; ils frappèrent tous les témoins de cette cure remarquable. La perte se réduisit à un faible écoulement de temps à autre, que la malade appelait de l'eau rose. L'état général s'améliora. Mme A. allait, venait avec force et sans souffrir.

Bien rétablie, elle quitta l'Etablissement et rentra dans sa famille. Bientôt une fièvre muqueuse l'atteignit, des accès métrorrhagiques la compliquèrent: les antipériodiques en firent justice au bout d'un mois et demi. Mme A., parfaitement rétablie, ayant dansé avec sa belle-sœur, partit seule, leste, pour son pays. Un village de 1,500 âmes en est témoin.

Arrivée dans sa maison, où elle se proposait de donner dîners et fêtes, se trouvant sous le poids du climat et des habitudes qui avaient favorisé le développement de sa maladie, elle rechuta et mourut.

Si cette malade, réparée par un traitement d'une efficacité incontestable et par un climat salutaire, n'eût pas, à l'approche de l'hiver, repris toutes ses habitudes dans un pays humide, froid et brumeux, elle n'eût pas rechuté ; elle devait se rappeler qu'elle était entachée d'hérédité, que sa maladie avait été grave, que la prudence est la mère de la sûreté.

Engorgements utérins ovariques.

Toutes les fois que les engorgements utérins et ovariques dépendent d'une congestion active, les Eaux de Cauvalat sont nuisibles ; lorsqu'ils ont pour cause un épanchement dans leur tissus cellulaire ou un engouement de leurs capillaires veineux, elles se montrent d'une efficacité bien contestée.

Une dame âgée de cinquante-trois ans, forte autrefois, mais dont la constitution avait été appauvrie par de longues souffrances dans l'hypogastre, les lombes et les cuisses, arriva à Cauvalat généralement infiltrée, les membres inférieurs monstrueux, pesants, l'abdomen énorme, la région hypogastrique, dure, tuméfiée, l'état général tellement mauvais, que l'on ne pensait pas quelle revînt dans ses foyers. Les bains, les irrigations, les douches, réduisirent cet œdème effrayant, arrêtèrent les pertes, qui affaiblissaient la malade, et réparèrent sa constitution, qu'une deuxième cure a encore améliorée.

En 1843, huit jours après ses couches, Mme Z. fut atteinte d'une métropéritonite aiguë ; le lait disparut, l'état aigu céda, mais il resta dans la fosse iliaque droite et l'hypogastre deux tumeurs dures, du volume d'un gros coing, qui devenaient lancinantes quand la marche, la station debout, étaient trop prolongées.

La malade était maigre, d'un pâle verdâtre, faible, sans appétit, digérant mal.

En juillet 1844, elle vint à Cauvalat; on lui administra chaque jour une douche en arrosoir sur la région iliaque droite et l'hypogastre, et immédiatement après le bain.

Au bout de quelques jours il y eut un mieux bien évident. Tout d'un coup, les tumeurs, qui avaient diminué de volume, grossirent, les règles apparurent; lorqu'elles furent terminées, le traitement fut recommencé, et le progrès vers la guérison rapide.

Après trente bains, autant de douches, Mme Z. acquit de l'appétit, des forces, du coloris; elle ne sentait plus d'élancements dans les tumeurs, dont le volume avait diminué des trois quarts.

Mme X., bilieuse, nerveuse, peu après ses couches s'effraya; les lochies se supprimèrent; le cerveau en souffrit.

La fièvre cérébrale guérit, mais l'état général ne rentra pas dans l'ordre. Des symptômes utéro-gastriques persistèrent; le bas-ventre était douloureux, pesant; la digestion laborieuse, accompagnée de vomissements; la face se couvrit d'éphélides, la leucorrhée allait croissant; la malade était faible, découragée, frileuse.

Vingt-quatre bains, des douches, des irrigations,

des pédiluves, amenèrent Mme X. dans un état des plus satisfaisants.

A la suite d'une couche, Mme X. resta affectée d'un engorgement de la matrice. Lorsque des élancements se faisaient sentir dans cet organe, le creux de l'estomac, la poitrine, étaient sympathiquement le siége de douleurs; l'appétit était faible, la digestion laborieuse, l'émission des urines douloureuses; la malade était pâle, maigre, mélancolique, épuisée. Les tiraillements dans les lombes, les douleurs utérines, celles de l'estomac, de la poitrine, passèrent; l'état général s'améliora. Cette dame quitta Cauvalat dans de bonnes conditions.

Le nombre de maladies utérines qui ont été amendées ou guéries par les eaux de Cauvalat est tellement grand, que l'on peut, avec juste raison, les considérer comme spécifiques en la circonstance, toutes les fois qu'il n'y a dans l'organe ni dégénérescence ni phlegmasie.

Glandes mammaires.

Plusieurs glandes mammaires, qui s'étaient accrues après les couches d'une manière inquiétante, se sont résolues à Cauvalat.

Organes génito-urinaires chez l'homme.

Catarrhe vésical.

Les Eaux de Cauvalat, administrées en bains, boissons, douches autour du bassin, sur les cuisses, ont soulagé ou guéri des catarrhes vésicaux sérieux, surtout chez les sujets herpétiques.

Blennorrhagie chronique

Beaucoup de blennorrhagies passent à l'état chronique, deviennent opiniâtres, parce que le vice dartreux est manifesté ou latent chez le malade.

Les gommo-résineux, dans de pareils cas, ne se bornent pas à être impuissants contre l'écoulement ; ils font plus, ils exaspèrent les dartres, si elles existent, ou les font manifester.

Le cas échéant, il faut employer les bains spécifiques, la boisson des Eaux, les douches chaudes autour du bassin, les douches fraîches sur le périnée.

Engorgements prostatiques

L'engorgement de la prostate, les pertes séminales, ont souvent pour cause de leur persistance le génie herpès.

Le traitement employé contre la blennorrhagie nous a réussi également contre les engorgements prostatiques et les pertes séminales.

Il faut, pour les deux derniers cas, ajouter aux moyens curatifs la douche ascendante anale, à une température inférieure à celle du corps, et surtout la douche à palette à vagues.

Rétrécissements

Les Eaux de Cauvalat ne peuvent rien sur les rétrécissements absolus qui résultent de déchirements, de cicatrices; elles ont amené la liberté des urines dans les cas où l'obstacle était produit par des boursoufflements de la muqueuse du col ou du canal.

Comment Cauvalat fait-il des cures aussi sérieuses? Voici les pourquoi :

1° Les eaux de Cauvalat ont des vertus thérapeutiques que rien ne peut contester : elles sont hydrosulfurisées, calciques, sodiques, ferrugineuses.

2° Les appareils, les procédés avec lesquels on administre les Eaux, y sont très-variés et appliqués avec intelligence. Je ne ferai pas la description de tout son outillage, je ne parlerai que d'un.

Dans la même cellule, dans le même appareil, une dame atteinte d'un engorgement utérin peut :

1° Avoir le corps dans une douce atmosphère de vapeur sèche ou humide.

2° Les jambes dans l'eau chaude,

3° Recevoir une irrigation vaginale,

4° Une douche sur l'hypogastre.

De là elle peut se mettre au bain si besoin est.

Les différences de température produisent des effets résolutifs et révulsifs puissants quand ils sont bien appliqués; mais, pour en faire une fructueuse application, il ne faut pas avoir des milliers de malades à diriger.

Cauvalat a un établissement hydrothérapique.

Chaque cabine contient un appareil spécial, et

dans chacune sont des exercices de gymnastique usuels pour exercer la partie du corps sur laquelle le traitement est plus particulièrement dirigé quand il s'agit des membres et du torse.

Eaux de Cauvalat comme boisson

L'Académie impériale a constaté qu'elles peuvent se conserver longtemps dans des vases bien bouchés.

L'eau minérale en bouteilles est trop dispendieuse, n'est pas à la portée des classes laborieuses qui sont celles qui en ont le plus besoin.

Pour pouvoir les livrer à l'ouvrier à bas prix, il faut que l'emballage et le transport soient peu coûteux.

On peut atteindre ces résultats en les expédiant dans des tonneaux de bois blanc de 100, 200, 300, si l'on veut de 1, 000 litres.

On me dira peut-être : l'eau perdra en route et pendant son débit litrepar litre.

Je répondrai : elle se conservera. Demandons-nous quels sont les agents qui minéralisent l'eau de pluie, etc. ? Les terrains qu'elle traverse. Eh bien ! dans mon tonneau d'expédition je mets le quart en volume de terrains minéralisateurs, et les trois quarts d'eau puisée à la source, et j'expédie.

Arrivé à sa destination, le tonneau est posé sur ses affûts ; la vase qui trouble l'eau se dépose, elle devient limpide.

Une bonde placée à deux pouces au-dessus de l'étiage des minéraux est munie d'un robinet de bois, et l'on tire pour la consommation.

Le récipient se vide ; on le met sur son fond opposé à la bonde, on le remplit par cette même ouverture avec de l'eau minérale expédiée pure, sans minéraux, et l'on a ainsi une mine alimentatrice conservatrice des Eaux, surtout si l'on introduit dans le tonneau un morceau de bois de saule en voie de destruction. En vieillissant le tonneau fournit lui-même la matière organique nécessaire à la double décomposition.

Analyse des Eaux de Cauvalat

Pour mille grammes ou un litre, elle donne 1 gr. 81 m. de substances fixes, dont 0 gr. 57 m. solubles, 1 gr. 25 insolubles.

La composition de l'eau a été, savoir :

Principes relatifs

Acide carbonique libre		1/6 de vol.
Acide hydrosulfurique libre	0 g	0140
Azote, inapprécié	0	0000

Principes fixes

Bicarbonate de chaux		
— de magnésie	0	4000
Sulfate de chaux	0	7000
— de soude		
— de magnésie	0	1200
hydrausulfate de chaux	0	0197
Silcate de chaux	0	2600
Matière organique brute	0	0100
carbonate de soude	0	0800
Chlorure de sodium	0	0600
Eau pure	298	2803
	1000	0000

Nota. — Dans le rapport à l'Académie impériale de médecine, il est dit au sujet des Eaux de Cauvalat :

1° L'analyse y a fait reconnaître des silicates de chaux, d'alumine et de fer oxydé ;

2° On peut aussi les expédier au loin, les conserver longtemps sans décomposition, si les vases sont bouchés avec soin.

Quelques faits qui méritent l'attention du monde médical.

M. P., nerveux, bilieux, trente ans, fut atteint d'un rhumatisme universel qui se compliqua d'accidents typhoïdes.

A peine entré en convalescence, il arriva à Cauvalat maigre, les yeux cernés, le teint grisâtre, la peau aride ; la paume des mains, la plante des pieds, encroûtées d'un épiderme épais et jaunâtre ; les narines étaient sèches, obstruées par du mucus désséché ; la langue recouverte d'une couche muqueuse, épaisse, était brûnâtre, ainsi que les dents et les gencives ; la faiblesse était grande, l'appétit nul.

M. P. se mit à boire de l'Eau, prit des bains. Toutes ces végétations parasitiques qui couvraient la langue disparurent ; la peau se nettoya, perdit sa rudesse, devint douce et moite ; la convalescence fut très-courte ; le malade gagna de l'appétit, des forces, de la santé.

Ce résultat m'avait étonné. Un peu plus tard, M. R., âgé de trente-cinq ans, qui habitait un pays marécageux, fut atteint d'une fièvre rémittente des plus graves, qui le mit aux portes du tombeau.

On amena M. R. à Cauvalat maigre, décharné, sans forces, avec un teint cendré, une peau aride, des mains, des pieds de déterré ; la langue, les dents, les narines, tapissées de fuliginosités. Il ne pouvait supporter que quelques cuillerées de lait de jument. Comme chez le précédent malade, les selles ne s'accomplissaient pas avec facilité.

Enhardi par ce qui s'était passé d'heureux chez M. P., je laissai M. R. prendre les Eaux. Les muqueuses, la peau, se nettoyèrent avec une égale promptitude. La boisson fut aussi salutaire que le bain ; l'appétit se réveilla.

Tout allait mieux, quand une toux dilacérante survint. Le traitement fut continué ; seulement l'Eau pour la boisson fut chauffée. Une miliaire confluente apparut ; la toux cessa. Guérison.

Pendant que ce dernier cas se réalisait, deux hommes qui habitaient la même maison, faisant le même travail, tombent malades tous deux, sont moulus, éprouvent des frissons, ont la bouche pâteuse, amère.

Je les évacue ; mais le mal, au lieu de cesser après les purgatifs, comme il le fait dans les cas simples, se perpétua, comme cela arrive quand le génie typhoïde est là.

Je fis boire de l'Eau de Cauvalat à ces deux malades : l'un guérit vite, l'autre traîna plus longtemps.

Un de leurs voisins, de leur âge, soupe, s'effraye, se refroidit ; il est saisi par une fièvre bilieuse typhoïde. La langue se surcharge, devient pâteuse ; le sucre des tisannes la feutre ; le malade ne peut supporter l'impression qu'il y produit.

J'employai divers gargarismes ; ils ne produisirent pas d'effets notables, l'Eau de Cauvalat gargarisée nettoya la langue avec rapidité.

Les Eaux hydrosulfhurisées ne peuvent-elles pas être utiles dans le traitement des fièvres muqueuses graves ?

Coqueluche

Deux enfants, frère et sœur, douze et quatorze ans, dépérissaient sous le poids d'une coqueluche violente et opiniâtre, depuis dix mois au moins.

Ils viennent à Cauvalat, prennent des bains, boivent de l'eau. La rougeole apparaît chez tous deux. La coqueluche guérit.

La coqueluche n'avait-elle pas pour cause une maladie éruptive avortée?

Deux autres enfants plus jeunes, abîmés par la coqueluche, bouffis, infiltrés, guérirent à Cauvalat ; il ne leur sortit pas d'éruption, mais ils se grattaient beaucoup.

Tout doit avoir un terme. Je crois avoir exposé assez de faits pour démontrer la puissance thérapeutique des eaux de Cauvalat.

Par quel mécanisme opèrent-elles?

Par un de ces actes de la nature pendant lesquels elle se sert du bon et du mauvais pour arriver au bien.

On sait que ce sont les trop grandes proportions de fibrine, d'albumine, d'acides gras dans le sang veineux, qui causent la majeure partie des maladies chroniques.

Que font les Eaux ? Par leurs alcalins, elles dissolvent l'albumine, la fibrine, saponifient les acides gras et c'est avec les produits de cette œuvre chimique réalisée dans le creuset vivant que sont suractivés les appareils cutanés, digestifs et urinaires, pour expulser de l'organisme les mauvais levains.

Pendant que cette épuration se réalise, le soufre sort de leur torpeur les tissus, réveille leur contractilité, et enfin le fer, de son côté, fournit au sang artériel l'élément nécessaire à la formation de la musculine, au retour des forces et la restauration du tout.

VERDIER.

Nimes. — Imp. Roger et Laporte, place Saint-Paul, 5. — 6-71.

www.ingramcontent.com/pod-product-compliance
Ingram Content Group UK Ltd.
Pitfield, Milton Keynes, MK11 3LW, UK
UKHW020332180726
13839UKWH00002B/671

9 782329 164687